おまかせしない医療

自立した患者になるために

神崎 仁
慶應義塾大学名誉教授
元慶應義塾大学病院長

隈部まち子
ヒューマン・エコノミスト
慶應義塾大学講師

慶應義塾大学出版会

はじめに

今までの医療は、「医者の言うことを聞きなさい」、「医者にまかせておきなさい」というパターナリズム、言いかえるとおまかせ医療でした。しかし患者の自己決定権が認められるようになり、医師―患者関係が見直されるようになると、今度は患者中心の医療、患者本位の医療という言い方がされるようになりました。しかし、私自身はこれらの言い方に物足りなさを感じていました。患者の希望どおりの医療をしてほしいといっても、やはり医療の主体は医療側にあるようにとれます。なにか適当な言い方がないかと思っており、共著者の隈部氏とも検討しました。患者の希望する内容を考えると、患者が医師から与えられた治療の選択肢から「おまかせしない」で自分自身の医療を自分で選べるように自立することが本来の医療の姿ではないかと考えました。自立した患者になっていただくのを少しでも支援できればというのが私どもの願いですので「自立した患者になるために」という副題をつけました。

しかし、患者の自己決定権が認められたといっても、医療はあらゆる病気を完治させるほど進歩してはいないので、医療の限界についてもご理解いただきたいのです。

進行がんの患者の家族に予後は厳しいことを伝えますと「今の進んだ医療でも治せないのですか」と言われることがあります。このようなときには、医師も説明には神経を使います。以前は患者にショックを与えないよう、ぼかした、あいまいな説明をすることがありました。その場合、患者はしばしば自分に都合のいいようにとることがありました。

はっきり予後を伝えると、「あの先生は冷たい」と言われることがあります。医師の側からは自分の説明がどのように患者に理解されたか確認できないこともあり、医師のほうにも不安がのこることがあります。

理解できなかった場合、患者や家族が聞き直してくれればよいのですが、そのような雰囲気でないとそのままになり、患者側の不安や不満がのこります。そのためセカンド・オピニオンを求め、そこではじめて今までされた説明の意味がわかることもあります。もう少し両者の間にコミュニケーションがとれていれば、セカンド・オピニオンにまでいかずにすんだかもしれないのです。現実にこのようなことは少なくありません。私のところに相談に来られる方に、あなたの主治医の言っている意味はこういうことですよと私が通訳しているにすぎないこともあるのです。

このようなときに患者自身が病気に関する情報を集め、知識をもって医師の話をきくなら、違った受け取り方をするかもしれません。そして、医師が治療法の選択肢を提示しても、内容を理解して選択できるようになるでしょう。

今後は自立した患者になることによって、新しい医師―患者関係を創りだせるとよいと思います。

本書は今の時代、患者が自立して医療を受けるためにはなにが問題か、患者サービスが充分でないのはなぜかなど、良質な医療の提供を受けるために必要な情報をまとめてあります。

この原稿を書いている時期、たまたま、二〇〇五年二月二十六日付の朝日新聞に、次のような医療産業政策研究所の調査結果がのりました。

「治療方針の決定に当たって、医師の九割は、患者に選択肢を示して同意や相談の上で決めていると思っている。だが、患者側は八割近くが、完全に医師まかせ、または選択の余地なく同意していると感じている」

このように、まだ患者と医師の認識には大きな差があることが書かれていました。

好意的にみると、医師が複数の治療法について、それぞれの利点、欠点を説明し、患者に選択してもらうように言っても、実際患者には判断できない場合があります。そのような場合、医師は患者にとって自分が最良と思う治療法を提案することがあります。もし、患者が医師の提案に同意した場合には、新聞に書かれていたように「医師まかせ、または選択の余地なく同意している」と感じないでしょうか。この場合、複数の治療法を提示されても判断できない点に問題があるのではないかと感じます。患者側からみると医師の説明の仕方にも問題があるのかもしれませんが、果たして問題はそれだけなのでしょうか。この本がこのような点を多少でも改善できればと思っています。

いろいろなアンケート調査の結果、医療や病院の対応に不満をもっている患者は多いのがわかります。これには医療従事者の患者への対応の問題が大きいようですが、我が国の保険制度の問題もあります。

医療は保険制度という一定の縛りのなかで運営されていますが、大部分の病院が赤字で苦しんでいます。しかも病院の医療従事者は過労で自身の健康さえ管理できない状況で働いています。患者が大病院に集中してしまう現状を変え、大病院は専門的な病気だけを診察、治療するだけで経営が成り立つような制度にならなければ、患者の不満はほとんど解消されないことも理解していただきたいと思います。

医師や医療従事者の質の問題もマスコミで取り上げられていますが、医師会、学会の自浄作用によって改善されつつあります。しかし、心ない医師のひと言が、患者を傷つけていることも報道されており、医師としての適性や資質についても問題が提起されています。これらのことを解決するには、医学部入学時の選抜方法から根本的に改革する必要がありますので、関心がおありになる方のために教育問題についての情報も加えておきました。このように医療をとりまく問題は医療制度、医療従事者の教育、質、診療所と病院の両医療機関の機能分化と連携など、多くの要素が複雑に絡み合っていることを理解していただけるような情報も入れました。

このようなことを医師がひとりで書くと、医療側に偏った見方となり、公平性を欠くと思い、ヒューマン・エコノミストの隈部まち子氏に分担していただきました。隈部氏は「現代名言の元祖」とも言うべき方ですが、医療にも強い関心をもたれ、歯学部の学生に患者とのコミュニケーションの方法や論文の書き方を講義されている言語教育学の専門家でもあります。このたび医療消費者の代表としての立場からお書きくださることになり、ありがたく思っています。

本書は、みなさんが医療を受ける際、おまかせしないで患者として自立するために必要だと思われる情報を提供しています。したがって、どの章からお読みいただいても結構です。旅行案内と同じように、医療案内の書として活用していただければ幸いです。

二〇〇五年　九月吉日

神崎　仁

目　次

はじめに

1章　患者本位の医療とは　1

1　おまかせしない自立した患者とは　2

2章　医療はサービス業の意味　7

1　医療はサービス業
——表層的サービスと本質的サービス　8

(1)表層的サービスが一般に言うサービス業　8

(2)本質的サービスは信頼関係により成り立つ　9

2　医師、看護師に求められるサービス　12

3章　賢い医療のかかり方　15

1　診療所の選び方　16
2　病院の選び方　17
コラム「診療ガイドライン」　23
3　専門医の選び方　24
コラム「困った医師のタイプ」（隈部）　26
4　治療法の選び方　28
5　情報収集のやり方　30
6　自分の病歴を持参すること　32
7　医療は一〇〇%を保証しない　36
8　治療法で聞いておくこと　37
9　「ついでに」と言わないこと　37
コラム「医師と患者の人間関係が良好になるために」（隈部）　39

4章　患者と医師のコミュニケーション　41

1　なにげない医師のひと言が患者を傷つける　42

2　グレーゾーンのことばが患者を傷つける（隈部）　47

（1）医師のことば：「退院させてください、と言えばすぐに退院させてあげますよ」　50

（2）医師のことば：「私には手術の日程など決められません」　54

（3）医師のことば：「痛かったら、言ってください」　58

（4）医師のことば：「どうしてこんなになるまで、放っておいたんだ」　61

（5）医師のことば：「耳なんて誰だって鳴るんだよ。先生だって鳴るんだから」　66

（6）医師のことば：「どうですか？」　69

5章　患者の満足度とは　71

1　患者の満足度　72

2　世論調査の結果を考える　74

6章　医療情報として知っておきたいこと　81

1　医療機関の広告規制の緩和　82
2　医療に関する規制の将来像　84
3　安全重視の病院ランキング　86
4　情報をどう活かす　88
5　日本で使えない外国で「効く薬」　90
6　混合診療　93
7　カルテ開示　95
コラム「カルテは見られるのか、見られないのか」（隈部）　99
コラム「患者はカルテが読めません」（隈部）　100
8　インフォームド・コンセント　102
コラム「患者の医師に対する信頼曲線」（隈部）　106
9　セカンド・オピニオン　109

コラム「患者が感じるセカンド・オピニオン」（隈部）112
コラム「セカンド・オピニオンに必要なこと」（隈部）114
10 医師による説明の理解の仕方 116
コラム「患者のタイプを観察する」（隈部）123
コラム「医師の説明VS患者の理解」（隈部）124

7章 医療の質と医学教育 127

1 医療の質の評価 128
(1)医療の質向上のためのアンケート調査 128
コラム「病院嫌い、医者嫌いの理由《わけ》」（隈部）133
コラム「患者のせいにしないでください」（隈部）135
(2)手術例数と医療の質と医療費 136
2 医学教育 140
(1)卒前教育 140 (2)研修医制度 142 (3)専門医制度 146

8章　日本の医療費　149

1　日本の医療費は高いか　150

2　その他の医療費の知識　154

(1)調剤基本料　154

(2)特定療養費——初診時、病院は診療所より高い理由　154

(3)高額医療の自己負担限度額——戻ってくる医療費　156

(4)差額ベッド　159

(5)高齢者が利用できる施設と病院　159

註「要介護認定」　163

9章　救急医療　167

1　心停止患者に対する体制　168

2　小児の救急医療体制　169

3　救急医療のかかり方　173

10章　安全な医療のために　175

1　厚生労働省の取り組み　176
2　医師、看護師の数は足りているのか　178
3　医療事故にあわないために　180
コラム「医療ミスは思わぬ犠牲者をだす」（隈部）　185
4　医師の生活の質（QOL）はどうなっているか　186

11章　病院を変える新しい試み　191

1　受付サービスの改善　192
（1）コンシェルジェの配置　192
（2）患者の呼び出しにひと工夫　192
（3）患者様という呼び方について　193
（4）待ち時間の表示　194

2 大病院の総合診療科 195
3 患者相談室――医師と患者の仲介者 198

12章 患者の立場から 201

1 患者ウォッチング（隈部） 202
(1)待ち合い室の風景 202
その1 順番を誤解する 202
その2 順番のルール 203
その3 不快な騒音 205
その4 待ち時間を利用する 208
2 待ち時間の矛盾に対処する（隈部） 210
3 診療予約のキャンセル（隈部） 213
4 診療の予約：変更と再予約（隈部） 214

13章 今後の医療と問題点 217

1 厚生労働省の考える今後の医療 218

2 望ましい医療費抑制の方法 221
3 患者中心の医療の今後 223
(1)治療法は自分で選ぶ 223
(2)一貫性のある入院体制 224
(3)医療事故防止システムの整備 225
(4)日帰り手術 225
(5)院内図書室の整備 226
(6)電子カルテ 226
(7)個人情報保護法 228
14章 賢い患者になるために 231
1 おまかせしない自立した患者になるために
――患者の立場から (隈部) 232
(1)医師と患者は対立関係にはありません 232

(2)患者が病院に来なくなる理由　235
(3)わがままな患者：治らないのはあなたの責任です　237
(4)健康なときと病気のとき：こんなに違う医療の見方　239
(5)医療とは「自分だけは助かりたい」という特殊な需要に応えるもの　242
(6)患者になりうる医師と、医師になりえない患者　244
(7)自立した患者、おまかせ患者　245

2　おまかせしない自立した患者になるために
——医師の立場から　247

おわりに　250

参考文献　254

付録：医療に関するウェブサイト　258

1章　患者本位の医療とは

1　おまかせしない自立した患者とは

人は物を買うのも、食事をするのも自分で決めています。つまり、人は自己の責任において行動しているのです。イラクで人質になった人に「自己責任」という言葉が浴びせられたことがありました。実は、医療を受ける患者にも自己責任があります。近年、患者の自己決定権が尊重されるようになりましたが、その結果も自分で負うことになったからです。患者の自己決定権は患者が一人の人格をもった主体として認められるために尊重される必要があることから、注目されてきました。患者は自分の病気について十分な情報の提供と説明を受け、自ら納得し、自分の意志で自分の受ける医療に同意し選択し、あるいは拒否する権利をもっています。高血圧、糖尿病、高脂血症などの生活習慣病の予防には自己管理が必要です。したがって、全部ではありませんが、かなりの部分が自己責任となります。

生活習慣病の多くが自己責任と関係する代表的病気と言えるでしょう。実際にその人の環境、性格、遺伝などの問題もあり、必ずしも自分の意志だけで管理できるものばかりではありません。しかし、米国では肥満の人は管理職に推薦されにくいという話もありました。自分の健康の管理ができない人に、会社の管理ができるのかということでしょう。いかにも成果主義のアメリカという感じがしますが、厳し過ぎると思います。

昔は、病気のことは医師にまかせておけというパターナリズムの時代でしたが、現在は患者の権利意識も高まっていますので、患者の自己決定権を尊重するようになっています。しかし、尊重されるだけではなにも変わりません。患者が「安全と安心、納得のいく医療」をもとめるなら自分がどのような医療を受けたいかについて積極的に知る必要があります。これがおまかせしないで自立することです。そのためには情報とそれについての理解が必要です。私どもは「おまかせしない医療」を受ける自立した患者を支援するために、この本を書きました。

「医師、病院を選ぶのも寿命のうち」とさえ言われている時代です。ひとつしかない命ですから真剣にならざるをえません。もちろんこれはすべてにあてはまることです。弁護士を選ぶのも、政治家を選ぶのも同じと考えたほうがよいでしょう。

患者の自己決定権が尊重されるようになり、そのため治療の説明については複数の治療法の説明を受け、医師と相談して自分で決めたいという人が多くなっています。しかし、実際には医師から治療法の選択肢を示されず「医師が最良だと思う治療法について説明を受け、同意した」が四六・三%と最も多く、過半数の患者が理想とした「複数の治療法について説明を受けたうえで患者と医師が相談して決める」は七・四%にとどまっているとのことです。

一方、医師側の回答では、理想とする治療方針の決定方法は「複数の治療法を説明したうえで、医師が最良だと思う治療法を説明、患者の同意をする」が五五・九%で最多。「複数の治療法の説明をしたうえ、患者と相談して決めたい」としたのは三二・二%で、患者が理想とする治療方針の決定方法と開きがありました（日本経済新聞　二〇〇五年三月二十三日付）。このなかには医師が複数の治療法を説明をしているのに、患者側が判断できず、医師に最良の治療法を求めているという結果も入っている可能性があると思います。

自立した患者の背景には患者本位の医療がありますが、だからと言って患者がどのようなわがままを言ってもよいというのではありません。一般に言われている医療水準以下の治療法については、患者の希望でやってほしいと言われても医師は引き受けられません。

例えば、脳動脈瘤が破れてクモ膜下出血になった患者がいるとしましょう。出血しているのですぐ手術して出血を止めて命を救うことができればよいのですが、このような危険な状態では手術そのものが危険でおこなえない場合もあります。本人や家族の気持ちはわかりますが、手術はリスクが高く、生命を救える可能性が少ないことが過去の経験でわかっていれば薦められません。患者本位とは医者が患者の言いなりになることではなく、医師の専門的立場から医療水準を満たす治療法の選択肢を示してもらい、それぞれの利点と欠点の説明を受け、患者自身で判断することです。患者には気に入らなければ医師を変える自由があり、またセカンド・オピニオンを求めることもできます。患者本位の意味をわがままをきいてもらうことと履き違えないようにしてください。

2章　医療はサービス業の意味

1 医療はサービス業
——表層的サービスと本質的サービス

(1) 表層的サービスが一般に言うサービス業

現在、患者中心の開かれた医療をおこなうために、医療側が患者の気持ちや心理を理解することが求められています。従来、医療側には「医療はサービス業である」という認識はあまりなかったと思われます。医療のサービスには薬を除いては、ほかの産業のように商品のような形あるものが少なく、本人が医療施設にかからなければ評価ができないものが多いのです。しかも、本人評価ですので、きわめて主観的なものです。その評価は病院受付の対応で決まることもあれば、医師、看護師の対応、なにげないひと言で決まってしまうこともあります。

このようなものは表層的サービスと言えます。そのため医療側にはいつも自分が患者になったときに、してほしいと思うことをするように、医療従事者を教育する必要がありま す。しかし、現在の医学生や研修医の教育では患者とのコミュニケーションについての教育はほとんどおこなわれていないと思われます。研修医教育のなかでデパートやホテルの接客担当の人や、客室乗務員の教育係の人から話を聞くこともおこなわれていますが、医療におけるコミュニケーションの専門家による指導が必要です。

(2) 本質的サービスは信頼関係により成り立つ

医療におけるサービスの本質は質のよい医療、すなわち高い医療技術で安全かつ結果のよい医療や介護医療を提供することです。これを本質的サービスとよびます。医療従事者は自分の家族が患者になったときと同じような医療を提供することが望ましいのです。しかし、患者中心が強調されすぎることには疑問もあります。医療側のすることは情報の提供のみで、治療法を選ぶ主体は患者にあることが強調されすぎると、医療側は防衛的になっているとか、結果に対し責任を回避しているとか言われがちです。そのため、主体が医師にない医療の進め方では医療はよくならないという意見もあります。

専門家である医師が患者の意見を尊重して判断した結果が悪ければ医師は謝り、患者もそれを許すというように信頼関係にもとづいた共同責任にしないと医療はよくならないのではないかと思いますが、現在の流れは少し違うようです。最近では、安全な医療が良質な医療につながるという考え方が広まり、リスクマネージメントという言い方よりセーフティーマネージメントとよばれるようになりました。これらについても航空会社の安全管理の担当者や弁護士の話が参考にはなりますが、最近では医療関係者のなかからこの方面の専門家が出てきました。

このように、医師の医療に対する意識改革も進んでいますので、患者はかけがえのない命をもった人間として扱われるようになってきていると思います。

しかし、一方では医療は航空機以上にリスクの高いサービス業であることを認識しておく必要があります。身体の状態は一人ひとり微妙に異なります。特に、手術の場合、年齢や病気の程度によって身体の負担は変わってきますが、手術によって起こりうるすべてのことを予測できないこともあります。したがって、医療はハイリスクのサービス業であることをいつも頭において、医療の成果は不確実なところがあり、病気によっては、あるいはその重症度によっては治せないものもあることを知っておきましょう。このように言うのは、患者のなかには少数ですが、現在のようにあらゆる分野で進歩が見られる時代なので病気のほとんどが治る、少なくとも自分の家族の病気については治るはずと信じている人がいるのです。そのような方には、限界のある医療情報を提供しても信用してもらえないと思いますので、セカンド・オピニオンをおすすめしています。医療側にとっては難しい患者と言えます。

医療におけるサービスの本質は病気の診断と治療、介護が中心ですから、主に医師の医療水準が問題になります。看護師の専門的業務ももちろんサービスのなかに含まれます。しかし、現在の診療体制は、患者が大病院に集中するため、一人当たりにとれる時間が短く、話をゆっくり聞いてあげられません。そのため診断、治療の内容を充分に説明できないという点で、サービスが悪いと言われているのです。

もちろん、このほかに病室が汚いとか、食事がまずいとか、療養上のサービスのこともあります。しかし、大部分の病院の経営は、患者が多いのに赤字のところが多く、設備に予算が回せないのが現実なのです。

ある大企業の社長が、都内で最も患者数の多い私立大学付属病院に患者としてきたときに、この患者の数をみて、これで赤字なのは病院経営のやり方が悪いからだと言ったそうですが、これは医療の実態をご存じないからです。株式会社の参入の発想もこのあたりにあると思いますが、これは大変問題がありますので、大部分の医師は反対しています。

2 医師、看護師に求められるサービス

医師、看護師に求められるサービスは、良質な医療です。ここでいうサービスにはすでに述べたように、表層的サービスと本質的サービスを含みます。そのなかで最もはっきりしているのは、親切で、わかりやすい説明と患者の相談に乗ることです。病気は、同じ病名でも細かくみると一人ひとり違います。病人は一人ひとり固有の病気をもつと考えると、医療は個別化されたものであるという概念が理解できるでしょう。

ですから、個人個人に合った医療をおこなうためには、医療側には医師や看護師の専門家としての知識や技術がなければなりません。そのうえで充分な説明をして、その個人が納得して決められるように情報を提供する必要があります。最近の患者のなかには病名がつけばインターネットなどでよく調べてくる人もいますが、診断そのものを患者がおこなうことは困難です。医師は治療について当然情報をもっているだけでなく、治療技術も身につけています。患者が医師に治療をまかせるには、事前に説明を受けることが必要です。

このようなことについて医師とのコミュニケーションが充分にできた場合に、患者の満足度は高いことがわかっています。医師は診断および治療を進めるにあたっても、ときどき患者にこれでよいか確認して、軌道の修正をしながら進めていきます。あくまでも患者と医師が思考過程や意思決定を共有し、合意のうえで治療を受けてもらえるようにすることが望ましいのです。

医師は診断にあたって検査結果を重視しがちですが、検査に異常がない場合でも患者の症状を否定するような言動をとることなく、心理面、精神面も配慮する全人的医療をおこなうことが必要です。その背景にある医療者としての資質、物の見方、考え方は医療者の言動に表れるため患者に影響を与えます。

医師や看護師の常識は患者の非常識、と感じられることがないように対応しなければなりません。とくに診察室で診察のために衣服を脱いでもらう必要がある場合、配慮がないと物扱いされたと感じる人がいます。医師や看護師は患者の羞恥心にも配慮して両者がこの点で距離を感じないように注意しなくてはいけません。

3章　賢い医療のかかり方

1　診療所の選び方

地元の診療所であれば、近所の人の評判を参考にします。病名、治療法について医師の説明がわかりやすいか、受付の対応が親切か、専門外の病気のときに迅速に大病院に紹介してくれるかなど、かかっている人に評判を聞くのがよいでしょう。

標榜科が内科、外科、皮膚科のように複数の診療所の場合、専門はこれらのうちのひとつだと思ってよいでしょう。外科が入っていればおそらくそこの医師の専門は外科、つまり病院に勤務していたときは外科にいて、開業して外科は病院のようにはできないので内科も標榜していると考えてまず間違いないでしょう。また、病名ともらった薬がわかったら家庭の医学のような本や、自分の病名、例えばそれが糖尿病であれば、糖尿病について書かれた単行本を探して読んでみましょう。病気の経過が思わしくなければ別の診療所あるいは病院に変えてみてください。

2 病院の選び方

病気になったとき、まず「かかりつけ医」がいればそこへ行くのがよいと思います。その医師が自分の専門でないときや大病院で検査、治療したほうがよいと判断したときには、すぐに適切な病院や専門医を紹介してくれるようだと素晴らしいです。もしそのような「かかりつけ医」がいなければ、近くの病院について調べておくのがよいでしょう。調べる内容のうち、どのような診療科があるか、どのような専門医がいるかなどについては、その病院のホームページを見ればわかります。医師の専門領域を紹介するリストを作って配布しているところもあります。

医師の対応については、患者により、医師により違うので、評判として参考にします。その病院にかかった人の話を直接聞けると、もっとよいでしょう。

医師については、「親切に説明してくれる医師かどうか」「治療法について選択できるように説明してくれるか」「選択に迷うとき自分ならどうするというような説明をしてくれるか」「質問に親切にこたえてくれるか」などを聞いておきましょう。さらに、どのような病気の患者が多いかなどについてわかると、その医師の専門分野もわかってよいでしょう。

病院にかかるときは、以下のような点に注意しましょう。

①病院受付の事務員の対応
②待ち時間がどれくらいかわかるようになっているか
③患者相談室のような医療よろず相談室があるか
④検査のときや薬を受け取るときに名前を確認するか
⑤医師のことば遣いがていねいか、説明は親切か
⑥薬の飲み方や副作用についての説明があったか
⑦検査方針やその理由についての説明はあったか
⑧治療法や治療法ごとの治療成績、治療法の選択肢についての説明はあったか
⑨病院が疾患別患者数、手術例数、合併症の頻度、平均在院日数なども公表しているか

(ただし、⑧と⑨の項目は今後の問題であり、現在はまだ対応ができていないところがほとんどです。手術を受ける方は、手術前の説明を受ける際に主治医に聞くのがよ

いでしょう)

これらのことはサービスがよく、医療の質が高く、安全な医療を心がけているかをチェックするひとつの目安です。

最近、独立行政法人国立病院機構では「臨床評価指標」を作成しました。がんについては、その種類によってそれぞれ特定のステージ(病期)の患者の生存率を示すことで、病院の評価ができるという考えです。治療成績の評価の仕方は難しいので、どこでも出すことのできる指標でないと比較できません。そこで、病気ごとに特定の指標を決めています。例えば、胃がんでは比較的進んだステージⅢの生存率を報告してもらえば、ほかのステージの成績も大体推測できると考えて指標を決めています。主な疾患の主な指標は次のようなものです。(毎日新聞 二〇〇四年五月四日付)

○がん(全二十四項目)

・胃がん治療関連死亡(手術や副作用による死亡)率

・胃がん切除患者(ステージⅢ)の五年生存率

・乳がんの乳房温存手術率
・乳がん治療関連死亡率
・乳がん切除患者（ステージⅡ）の十年生存率
・大腸がん治療関連死亡率
・大腸がん切除患者（ステージⅢ）の五年生存率
・子宮がん手術関連死亡率
・子宮頸がん患者（ステージⅢ）の五年生存率
・肺がん治療関連死亡率
・肺がん切除患者（ステージⅡ）の五年生存率
・肝細胞がん切除患者（ステージⅡ）の五年生存率

○**循環器疾患（十項目）**
・破裂脳動脈瘤の重症度別死亡率
・脳梗塞および脳内出血（発症七日以内）の年齢別、重症度別死亡率
・退院時主病名が心不全である場合の死亡率
・急性心筋梗塞の年齢別、重症度別の死亡率など

○成育医療
・急性虫垂炎（十五歳未満）の誤診率
・NICU（新生児集中治療室）入院患者のMRSA（メチシリン耐性黄色ブドウ球菌）感染による発病率
・低出生体重児（二五〇〇グラム未満）の死亡率
・摂食障害で入院治療開始六カ月後の体重が、開始時より五％以上増加した率
・不登校で外来・入院治療開始後、一年以内に週一回以上登校可能になった率
○精神疾患（十六項目）
　平均在院日数、転倒・転落事故など
○免疫異常（アレルギー・リュウマチ疾患）（十一項目）
　気管支喘息、アトピー性皮膚炎の場合はその重症度の改善率

これら評価の対象になった疾患は、国が政策医療として診療体制の整備や研究の推進を図ることを決めている十九分野と、高度先進医などの高度総合医療の計二十分野です。この指標で決めた成績を公開するかどうかは、今後の検討課題とされています。

これらが公表されれば、患者にとって病院選びの参考になると思いますが、患者はこの数字を見ただけではわからないと思います。かかりつけ医なら、この数字を見て患者に説明するための情報にできるはずです。

二〇〇四年四月、肺がん、肝臓がん、子宮頸部がん、食道がん、咽頭がんの五年生存率が毎日新聞に四回にわたって報道されました。

五年生存率の数字も参考になりますが、数字だけでなく、年齢、ステージ（病期）、治療の内容（手術、放射線、抗がん剤〈最近は抗悪性腫瘍薬という言い方に変わっているが、本書では従来の言い方にする〉のうちどれを主に用いたか、これらをどのように併用したか、再発時の治療法など）について詳細に検討して比較する必要があります。

これらのデータを見るときに注意すべき点は、総合的に治療成績がよい場合は、早期例の比率が高い可能性があることです。しかし、早期診断率が高いのは、その施設の診断技術の高さを示しており、その病気の治療にも力をいれていると考えられます。

治療関連死亡率の内容は、各施設によって解釈が違わないように、どのような死亡を関連死亡とするかについては依頼者側が明確にしてほしいと思います。また、急性虫垂炎の誤診率のような数字が、正直に報告されているかについては疑問があります。すべての指標について病院側が事実をそのまま公表すると病院の評判が悪くなると考えて、報告しないのではないかと危惧します。このことを防止する対策も考えておく必要がありそうです。病院を選ぶうえでもうひとつの指標として、特定の病気の手術例数があります。治療成績との関係は検討を要しますが、とりあえずは参考にしてよい数字です。たくさんの手術例があることは、それだけ多くの経験があることになりますので、手術を受ける方としては少ないよりは安心できるでしょう。しかし、複数の医師で手術をしている場合は、誰が主に手術をしているか、誰の成績がよいかが問題でしょう。

コラム
診療ガイドライン

ガイドラインは別の言い方をすれば指針と同じです。そもそもガイドラインの拘束力は「規制」「指令」「勧告」の次に位置するものとされています。すなわち、拘束力の強いものではないという点が大事です。したがって、例えば治療に関しても、医師の裁量権を制限するものではありません。ましてや、医療費の抑制を目的とするものではありませんが、裁量権について危機感をもっている人の一部ではそう思われています。ガイドラインにより、裁判上、医師が不利になるという危惧もあります。裁量権を制限しないといっておきながら、裁判官は「医師の治療がガイドラインにしたがっていない」という理由で、医師に不利な判決を出すことはありうると思います。裁量権の点ではこのようなものが医師のあいだで参考として使われているあいだはよいのですが、これが独り歩きして社会的に影響をもちはじめることが予想されます。そのためこれを作成するにあたっては、エビデンスに基づいて標準的な診断・治療の指針を作成することが求められています。

このようなものができたとしても、実際には患者のＱＯＬ（Quality of Life＝生活の質）や希望を尊重する場合、標準的な治療とならないこともありうることは、患者も知っておく必要があるでしょう。

3　専門医の選び方

普通は「かかりつけ医」に相談して紹介してもらうのがよいのです。かかりつけ医がいない場合は大病院に自分の病気の専門医がいるか、電話で問い合わせるかインターネットで調べます。大病院では病気により専門外来があることが多いので、次にそこの医師の診察を受けます。もしその病院の専門医がすでにわかっていれば「かかりつけ医」に紹介状（情報提供書）をもらい受診します。そこから先は、患者と担当医の相性の問題になります。

相性については少し会話をして、病気の説明を受けて、検査や治療の説明の過程で判断してください。相性の内容は人によって違うでしょう。医師の応対の仕方、診断、治療の説明の仕方（治療の選択肢、それぞれの長所、短所、薬の副作用、治療成績など）、断定的な説明か、ほかの考え方や可能性を残す説明か、「わからない」ということがあるかなど会話のなかで判断します。

医師には「魔法使いの顔、学者の顔、科学者の顔、技術者の顔、援助者の顔、悪魔の顔がある」とノンフィクション・ライターの保阪正康氏は言っています。患者にとってどれかひとつというのは難しく、「魔法使い」と「悪魔の顔」を除いた顔が見られる医師がよいのは当然です。

コラム

「困った医師のタイプ」

医師には実にさまざまな性格の人がいます。中には、患者を不安にさせる困った医師がいます。そのタイプをおおまかに分類すると、次のようになります。

①がみがみタイプ

「いまのような生活をしていたら、死んでしまいますよ」

「こんな食べ方だと、子供は産めないよ」

「これ以上、酒やタバコを続けたら、まちがいなく生活習慣病で、重病人になります」

このように診療のたびに、がみがみお説教をする医師。

②悲観的タイプ

「一生歩けません」

「もうこれ以上、よくはなりません」

「もう、助からないでしょう」

など、治療中に必ず悪くなる予測を立て、それを患者もしくは患者の家族に言ってしまう医師。

③おどおどタイプ

「いま、注射をしてもいいですか、あとにしますか」

「今日は検査をしますか。それとも次回にしますか」

「入院しますか。それとも自宅に帰りますか」

など、患者に執拗に意向を聞く医師。

患者の自己決定権を尊重して言っている

つもりかもしれませんが、患者から見ると頼りないタイプの医師。

④楽観的タイプ

「こんなの手術のうちに入らないよ」

「放っておけば治るんじゃない？」

「まあ、症状は気にしないでください」

など、患者の症例をたくさん診すぎているため、軽い症状の患者の訴えを面倒と思う医師。

⑤パニックタイプ

「僕にはわかりません。僕にはわかりません」

「よその病院に行ってください」

「なんだこりゃ。どうしよう」

など、むずかしい患者にあったり、患者から文句を言われるとパニックになり、投げ出してほかの医師に頼る医師。

誰でも沈着冷静な医師に診てもらいたいのですが、そうならなかった場合、患者は冷静な目で、担当の医師がどのタイプに当てはまるか見極めることが必要です。そのうえで、医師のことばを差し引いて、ときには話半分という気持ちで対処することです。現実には、医師はひとつのタイプではなく、複数のタイプが混在しています。したがって、見極めるのはむずかしいのですが、医師のタイプを大まかにでも把握していることは、患者にとっても治療をスムーズにするために大切なことです。

例えば、悲観的タイプは、どのような患者にも希望を失わせるので、困ったものです。そのほかセクハラタイプの医師もいますが、最初から医療人としての人格に欠けているのです。本当は、医療関係の大学に入学する時点でそれがわかればよいのですが、国家試験でも、病院の採用試験でもわからない場合があるので、要注意です。

現実には、医師の言うことを聞かない患者には、がみがみと。楽観的で薬を飲まない患者には、悲観的に。おまかせ医療ばかりで、ちっとも自分の病気について勉強しない患者には、おどおどと。というように患者が協力的になるように、医師が患者に接する態度を大げさにすることがあります。

ですから、医師の言動を好意的にとらえることも必要です。もっとものように医師のことばが特効薬になるのは、患者の性格をよく知っているときに限ります。

患者は見かけによらないもので、プロ野球の選手でも手術前に内容の詳細を怖くて聞くことができなかったり、逆に弱々しいおばあさんが、精神面ではしっかりしていたりということがあります。はじめから、「私はこう見えても、怖がりです」などと、こちらの本当の性格を医師に言っておくこともいいでしょう。

4　治療法の選び方

例えば、がんで手術が必要だといわれたときに、どう決断するかが大切です。医療の成果はまだ不確実で、治療法のなかにはリスクの高いものもあります。治療をする場合も患者のＱＯＬを考えてくれているか、「手術は成功したが、患者は寝たきりになった」というようなことのないようにしなければなりません。説明の内容として以下のことが含まれているかをチェックしてください。

○なにもしないとどうなるか
○標準的な治療法はなにか
○手術以外の選択肢にはなにがあるか
○それぞれの治療法の長所と短所、効果、予後、治療による合併症や後遺症の有無などについてよく説明してくれたか
○その説明の仕方が患者の立場に立ってくれて誠意が感じられるか

などをポイントにしてこの医師なら信頼できるかを判断してください。手術でなくても、薬による治療でも、同じ点についての説明が必要です。もし、納得がいかなければ、「セカンド・オピニオンを求めたいので資料を貸してほしい」と言ってみましょう。

担当医が「どうぞ」と言って紹介状を気持ちよく書いてくれるかどうかも判断材料になります。診断と治療方針に自信があればすぐに対応してくれるはずだからです。いままで

親切だと思っていた医師が豹変して驚くこともあるでしょう。同時に、患者であるあなた自身もインターネットや専門書で、その病気の診療ガイドラインがあるか調べ、予備知識を入れましょう。ガイドラインは、まだ患者向けのものは少ないので、読んでわからないところは、医師に説明を受けてください。

このように患者自身が自立し、主体性をもって治療を選ぶためには患者自身の意識改革が必要です。さらに医師の説明をどのように理解するかについても予備知識が必要です。また、薬による治療を選択した際は、保険外で有効な薬についても情報を集めて専門医の意見を聞いてみましょう。

5 情報収集のやり方

医療がおまかせの時代は終わりに近づいています。患者には自分の病気の治療法を自分で選ぶ権利があるのですが、そのためには病気の知識だけでなく医療や病院の仕組み、病院の医療レベル、医師の専門性などについて、ある程度理解しておくほうがよいと思います。

現在は情報時代ですので、自分の病気については本やインターネットで予備知識をもって医師の話を聞き、そのうえでわからないことは質問して確認しましょう。誰に確認するのがよいかといえば、地域の「かかりつけ医」です。その医師にまず相談して、もう少し専門的に診察の必要があれば、その医師から病院、大学病院を紹介してもらうのがよいと思います。皆さんがこのようになれば、大病院の外来は患者数がいまよりずっと少なくなり、診察時間にも余裕ができるはずです。しかし、そのために病院の経営がさらに悪化しないように保険制度を整備する必要はあります。

患者団体が医師とのかかわり方や、医療の不完全性などについて啓蒙しているのは大変結構なことです。医療側も診療機関との上手なかかわり方や病気に関する情報をいままでより、一層提供する必要があるでしょう（付録参照）。各地域での公開講座や講演会などを主催したり、マスコミを通じて情報を広めたり、積極的に情報公開をおこなうべきでしょう。

情報公開をおこなっても、なかなかセルフコントロールすることがむずかしい病気もあります。

高血圧、糖尿病、高脂血症などは生活習慣病として知られていますが、仕事をしている人にとっては、生活習慣をすぐに変更することは簡単ではありません。性格も関係していますので一層むずかしいのですが、この点については患者側、医療者側の両者が協力して患者の意識改革をおこなう必要があります。患者は生活習慣病の治療を医師にまかせるのではなく自分でコントロールするのだという意識を強くもってもらうように意識改革をすることで医療への関心も高まることが期待されます。

6　自分の病歴を持参すること

NPO法人「ささえあい医療人権センターCOML（コムル）」では、「賢い患者になりましょう」を合言葉に、「新・医者にかかる十箇条」を出しています（表1）。

表1

新・医者にかかる十箇条
①伝えたいことはメモして準備
②対話の始まりはあいさつから
③よりよい関係づくりはあなたにも責任が

④自覚症状と病歴はあなたの伝える大切な情報
⑤これからの見通しを聞きましょう
⑥その後の変化も伝える努力を
⑦大事なことはメモをとって確認
⑧納得できないときは何度でも質問を
⑨医療にも不確実なことや限界がある
⑩治療方法をきめるのはあなたです

この十箇条のなかで④をもう少し詳しく補足します。

ここでは以下（a）症状がいつから始まったか、（b）その症状のその後の経過、（c）治療を受けていればその施設名、（d）そのときの診断名、（e）検査結果、（f）内服中の薬があればその名前、などをあらかじめ書いておいていただければ医師は助かります。このような準備をしてくれていれば、問診で三分くらいは節約できるでしょう。その分、診察や説明に時間がまわせることになります。「受診時の心構え」（表2）と「病歴に書く事項」（表3）を左記に示します。

海外旅行や海外への出張、あるいは駐在のときにはこれらを英語に訳したものを持参すれば、何かのときに役に立ちます。(http://www.comlgr.jp/)

表2

受診時の心構え

診療の過程――自分で確認すること

初診	病歴を持参する（病歴の書き方。註参照）。特に、アレルギー、喘息の既往。前に使って具合の悪くなった薬物名。
検査	検査の必要性を確認、やらないとどうなる、危険はなにか、その頻度は、副作用の治療は、後遺症などについて説明を受けたか。
診断	診断の結果、病名を言われたら、その病名についてインターネットや書物で情報収集する。診断の決め手になっている検査を受けたか確認。
治療	治療方針についての説明があったら、インターネットや書物で情報収集する。医師は治療法の選択肢を提示したか、薬の説明書をよく見て、自分の症状にあった

薬がでているかを確認、副作用、後遺症にはどのような症状があるかについて説明を受けたか。

表3

病歴に書く事項

①症状がいつからあるか、いつ気がついたか、経過で症状は変化したか変わってないか。
②症状はひとつか、ほかにもあるか。
③すでに医療機関で診察がされていれば、そのときいわれた病名、受けた検査、治療の内容など。
④この病院にきた理由。
⑤過去の病気（喘息、アレルギーなど）、過去に受けた検査、治療。
⑥薬のアレルギー、検査で苦しかったこと、手術の経験（その病名、手術名）。
⑦最近の生活状況、睡眠時間、帰宅時間、食事の規則性、休養、趣味、運動、ストレス、心配ごと。

7 医療は一〇〇%を保証しない

コルムの山口育子事務局長によると、医療に絶対や一〇〇%はまずないこと、「説明を聞いたあと確認する作業が不足している」ことを、会員に日頃から教えているとのことです。例えば医師が「抗がん剤が効く」と言う場合、腫瘍が縮小するのは三〇%程度のことを言っているにすぎない場合もあるので、注意が必要です。

効くという内容をよく確認しなくてはいけません。医師が抗がん剤の効果について説明するとき、改善する率は「何%です」ということがありますが、この場合、腫瘍が完全に消失する割合と非常に縮小する割合を合わせて言っていることが多いと思います。

完全に消失しても放射線治療は必要と言われることもあります。

また、前述コルムの山口氏は「医師も人間ですから患者のことばに傷つき怒ることもあります。過剰な期待はよくありません」と述べています。このように患者側も医療者側も、お互いに相手の気持ちを思いやって接することが信頼関係をつくる元になるのではないでしょうか。

8 治療法で聞いておくこと

治療法、とくに手術が必要だと言われたときは、ほかの選択肢がないか尋ねてみることが大切です。例えば薬で治す方法はないのか、その場合、手術をするのと治り方にどのような差があるのか、あるいは治療法による副作用や後遺症などについても聞いておくのがよいでしょう。

9 「ついでに」と言わないこと

よく、内科にかかっているのに、眼科にもかかって診療のあと「ついでに血圧も測ってください」とか「ついでに○○科にもかかりたいので紹介してください」と言う患者がいます。内科に血圧でかかっていれば血圧を測らないことはまずありません。たまたまかかった眼科で「ついでに血圧を」と言われると、内科でかかっているのに、なぜ眼科で測る必要があるのかと思われます。最近は自動血圧計が待合室や廊下においてある病院も多いので、そのようなものがあるか確かめておき、あれば自分で測っておくのがよいでしょう。

また、いまかかっている診療科と関係ない症状で、ほかの科にかかりたいとき依頼状を要求されて困ることがあります。たくさん患者が待っているときは、自分でその科に受診していただけると助かります。依頼状がなくても受診できますし、持参する必要はありません。自分であらかじめ問診表に症状と、現在どこにかかっているかを記載すれば依頼状は必要ありません。主治医が他科の診療の必要性から依頼状を書くのとは別の話です。

このように、医療従事者の側は患者の望む医療を理解し、患者側も医療従事者が有効に時間を使えるように協力するというように双方向の協力体制が必要です。

現在はマスコミで医療事故が頻繁に報道されているため、患者側からの医療側への要求も、マスコミ中心になっています。しかし、マスコミの要求のすべてに応えるには、現状の医療従事者数では限界にきています。もちろん、医療側はさらに効率的な医療を追求するでしょうが、職員の増員が経営的に無理な現状では、限界を感じます。患者として病院に行くときには必ず自分の病歴の経過を、時系列にしたがって書いたものを持参して、診療時間の節約にぜひ協力してください。

コラム

医師と患者の人間関係が良好になるために

医療はサービス業です。命を扱うという面では、極めて特殊なサービス業のため、総務省は二〇〇二年版の産業大分類で、医療をサービス業から分離し、医療・福祉業としました。しかし、これはサービス業があまりに多いため別区分にしたもので、医療は一般的にサービス業と考えてよいでしょう。

ところが、医師と患者の関係は、サービスを提供する人と受理する人という関係にとどまらず、人間関係にまで発展し、それが治療に大いに影響します。

ここで治療とは別に、コミュニケーションの次元で考えてみます。コミュニケーションをとるのが上手な先生は、よい先生。これに支障がある医師は、悪い先生。同じように、協力的なよい患者とわがままな患者ということが考えられます。人間関係の成立は、医師と患者の両者によって決まるので、次の四種類の組み合わせが考えられます。

①医師も患者もよい
②医師がよくない
③患者がよくない
④医師も患者もよくない

軽い病気の場合は、医師が誰であっても同じように治療することができます。医師は患者に通常通りに接し、両者は人間関係を築くというところまで発展しない場合がほとんどです。

ところが病気が重くなるほど、医師と患者の間には、人間関係が発生します。

図1は、医師と患者の人間関係図です。この図を参考にして、自分がどこに位置しているか、客観的に考えてみてください。医師との人間関係がスムーズでない場合、

割合冷静に事態を把握することができます。図1には、治療を受ける患者の姿勢も入っています。意外にもご自分が患者としては優等生ということを発見することもあるのです。

図１　医師と患者の人間関係図

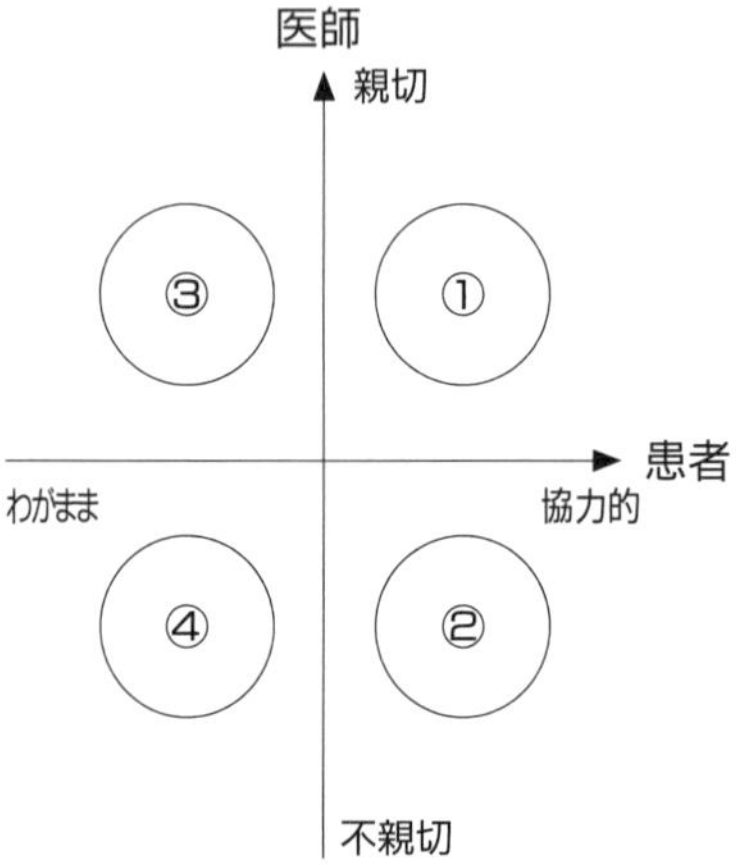

①医師は親切で、患者も協力的
②患者は協力的だが、医師は不親切
③医師は親身になっているが、患者はわがまま
④医師も患者も身勝手で自己中心的

4章　患者と医師のコミュニケーション

1　なにげない医師のひと言が患者を傷つける

医師のことば遣いについては、「サービス業なのにていねいではない」「仲間言葉で話す」などの批判があります。その理由として「医療が高度なサービス業であるという認識がない」「話し方について教育を受けたことがない」などに原因が求められます。

一方、医師には患者を傷つけるつもりはないのに、患者の気持ちに医師が鈍感なのか、なにげない医師のことばが患者の心を傷つけていることがあります。あるいは、インフォームド・コンセントのことを考えたのか、訴訟を恐れて防衛的になって思わず言ってしまったのかなど、いろいろ考えられます。患者の心理をわかっていない医師による思いやりのないことばによることもあります。具体例については新聞、雑誌でもよく取り上げられています。

言われている内容にもよりますが、同じことを言われてもなんでもない人もいるので、「ドクハラ」（ドクターのハラスメントの意）には個人差、感性の差によるものもあります。

土屋繁裕氏の『ストップ・ザ・ドクハラ』はその一例として、乳がんの手術後の患者に「傷はきれいですね」と手術をした医師が言ったところ、「傷は、ですか」と言われ、「すみません、傷もきれいです」と言い直したという例がでています。手術はだめでも傷はきれいだと受け取られたと思い直したということでした。

手術当日、不安でおびえている女性が研修医から、「もうすぐ楽になりますからね」と言われ、死ぬのかとますます不安になったという例もでています。これらの例は患者の過剰反応ともとれるので、私に言わせればドクハラとはよべないものです。

私の経験ですが、デンマークの病院で手術を見学したときのことです。

手術の前に、私が術者と話していると、彼が急に席を立って、「ちょっと失礼して麻酔のかかる前に患者に、おやすみを言ってくる」と部屋をでていったのです。患者が過敏に反応すると、この話も前の話と同じく「私はもうだめなのかしら」と受け取られるかもしれません。

子どもを小児科に連れていった母親が「また扁桃腺が腫れたみたいです」と言うと、「それは私が決めます」と言われ、それ以後、医師に聞くのは恐ろしくなったと言います。これは医師の余計なひと言です。

このような話もあります。自分の娘がはしかに肺炎を併発し、小児科で緊急入院が必要と診断され、紹介された病院に行ったところ、救急外来で若い内科医に入院を断られたうえ、「心配しすぎるから熱が下がらないんだ」と言われたというのです。この医師もひと言余計でした。

作家の下田治美氏の新聞記事『医師を診る』にも、次のような医師のことばがでていました。

「いつもの主治医に『前回の治療後から容態が悪化し、苦しくて仕事ができず三日も寝込んでしまった』と訴えたところ、この医師はいきなり気色ばんで、『ぼくは治しました』ときっぱり断言したという。続けて、『治したんだから、苦しいなんてあり得ない』と、これまた断言」。

この二つの話は「なにげないひと言」ではすまされない発言で、医師の人格、適性にかかわる問題です。新聞には、この種の医師の無神経な発言がよく取り上げられています。「がん」ということばの響きを嫌う人もいます。そのような人が英語で「キャンサー(cancer)ですか」と言い直したところ、医師に「がんです」と言われショックを受けたことを、ノンフィクション作家の柳田邦男氏が述べています。

ある若い医師が、がんの患者に「治療法として手術、放射線、抗がん剤を用いる方法があります。これらの組み合わせとして、まず手術をしてその後に放射線、抗がん剤を用いる方法と、まず放射線と抗がん剤をやって、その効果をみてから手術をするのかの選択肢がありますが、どちらを選ばれますか」と言いました。この話の前にそれぞれの治療法の利点、欠点について説明がしてあったとしても、どちらかを選ぶかの決断は、患者とその家族にとってはむずかしいと思います。

このような患者さんに、この説明をした医師が「私の家族であれば、こちらの治療法を選択します」と助言することもできると思いますが、このやり方は特定の治療に誘導するやり方だと言われることがあります。しかし、医学的知識のない患者とその家族に、このような高度な医学的判断を求めるのは無理ではないでしょうか。このような場合にこそ、セカンド・オピニオンを求めるのがよいでしょう。患者の会などで相談されるのもよいでしょう。

別の話ですが、がんの患者に医師が「あなたの治療は手術も放射線も終わりました。抗がん剤はこのがんには効果がないので使いません。そうなると病院としてはもうやることがありませんから退院してください」と言いました。

このような話はよくあることですが、冷たい言い方だと思います。本当に病院としてやることがないのでしょうか。こういう場合、「あなたに入院していただいて、やるべき治療は終了しました。つらかったと思いますが、よく頑張りましたね。あとは外来で定期的に経過を拝見しますので、次は某月某日に専門外来においでください。その前に、なにか気になる症状があったらいつでもおいでください」などと言ったらよかったと思います。

このように、医師のなにげないひと言が、とくにがんの患者には大きな影響を与えることを医師は忘れてはなりません。医療者は、がんの告知、特に予後や再発、転移の告知、あるいは積極的な治療ができないときなど、どのように患者に説明するかについて学ぶ必要があります。

精神科医で慶應義塾大学保健管理センター教授の大野裕氏が歯科での経験を、次のように語っています。(日本経済新聞　二〇〇四年五月十七日付)

「歯科で『こんな歯の磨き方をしていると歯がどうなってしまうと思いますか』『あなたはきちんと磨けていると思っているのですか』などと言われ、通うのを辞めてしまった。別の歯科で歯科衛生士から『とてもきれいに磨けています。これをつづけてください。ただ、奥歯の外側だけはもうすこしていねいに磨いたほうがよいですね』と言われ、その気になった」と述べています。

このように、子どもの患者だけでなく、大人の患者や医師が患者になった場合でさえ、褒めるほうがやる気をおこすことは明らかです。

2 グレーゾーンのことばが患者を傷つける

患者を傷つける医師のことばを、和製英語でドクハラと呼ぶ人もいます。これはドクターのハラスメント、つまり嫌がらせという意味です。

この呼び方はセクハラにかけているのですが、内容はセクハラ同様、許容範囲は非常にわかりにくいものです。患者を傷つける決定的なことばを仮に「黒のことば」とすると、黒だとすることばの判定は楽におこなえます。例えば次のようなものです。

「君の普段のおこないが悪いから、病気になった」

「これだと半年はもたないね」

このような医師のひと言は、患者を恐怖におとしいれ、患者は医師に不信感をもつようになります。その場合、明確に患者が嫌がることばを医師に使わせない、ということはある程度可能です。医師にコミュニケーション教育をおこなったり、そのことばを聞いたほかの医療従事者が注意するなどです。また、患者が病院の相談室に事情を話すか、ご意見箱に投書するなどのチェック方法が考えられます。

また反対に、

「うわぁ、これは痛かっただろう。よく我慢したなぁ」

「緊張しているようだけど、あっという間に終わるから平気だよ」

「少し時間はかかりますが、よくなるでしょう」

このような表現は、患者に安心感を与え、患者が嬉しくなる医師のことばです。こういうよいことばを「白のことば」とします。周囲の医療従事者がこのようなよい対応を参考にして、見習うということもあります。病院にひとり親切な医師がいると、周りのスタッフがみんなつられて親切になる、という現場を私は何回も見たことがあります。

しかし、問題になるのは、医師は嫌味で言ったつもりはないが、患者はそうとらえた場合です。

「先生にとても厳しいことを言われた」

「先生は私のことを嘲笑した」

医師はふつうに話したつもりでも、患者がこのようにとらえて傷ついてしまうことがあります。このたぐいのことばが、白と黒の間にある「グレーゾーンのことば」です。現実に病院や診療所で問題になるのは、このようなグレーゾーンのことばなのです。患者がどれほど傷ついたか、医師も周囲も気がつかない、ということがよくあります。そのわずかなコミュニケーションのずれが、医師と患者の信頼関係を決定的に壊すことになり、ひいては患者の治療そのもの、ときには命にかかわってくることもあります。

問題にすべきは、変わった医師の突拍子もない毒舌ではなくして、ふつうの医師のグレーゾーンのことばなのです。なぜなら、突拍子もない毒舌は、社会から糾弾されることがわかっているからです。グレーゾーンのことばは、医師が患者の心理に精通していないことと、患者の医療についての知識が不足している、この両者から起こるものです。したがって、医師は患者の疾患だけでなく、精神を含め全身を診ることが大事ですし、患者は医療の受け方に精通していかなければなりません。

グレーゾーンの医師のことばは、医師は「悪気はなかった」、患者は「ひどく傷ついた」という構造になっているのです。以下にあげる事例は、まさにこのグレーゾーンのことばです。言われた当事者の患者はひどく傷ついて、不快に思ったことばです。それを、首都圏に住む成人男女一〇〇人に、「自分がそのように言われたらどのように感じますか」と質問したものです。(以下「一〇〇人インタビュー」)ただし、実際に言われて不快に思った患者の心理はふせて質問をしています。

(1) 医師のことば:「退院させてください、と言えばすぐに退院させてあげますよ」

質問:家族が交通事故で下半身不随になったとき、医師から、「この病院に半年も入院しているのは、規則違反なんですよ。あなたが自分から、『働きたいので退院させてください』くらいのことを言ってくれれば、すぐに退院させてあげますよ」。こう言われたら、どう思いますか。

この質問について「一〇〇人インタビュー」をおこなった結果は次の通りでした。

一、医師の言い方に配慮がなく、よくない　八四%

二、わからない　一六%

この医師の言い方がよい、と答えた人はいませんでした。

よくないという理由は、多い順に、以下の通りでした。

①「～させてあげる」という言い方が偉そうだ
②早く出ていってほしいという感じがする
③患者に決断をまかせていて、投げやりな感じがする
④こういう状況になる前に、もっときちんと説明しておくべきだった
⑤ほかの病院を紹介してあげるべきだ
⑥このような言い方では、なにを言っているのかさっぱり理解できない

その他、少数回答に「患者をモノ扱いしている」「医師は患者を最後までケアすべきだ」「脅迫している」「遠まわしに言って、感じが悪い」などがありました。「長い間、頑張りましたね」あるいは、「退院です」と素直に言えばいい。という提案もありました。また「長期入院に関する現在の医療のあり方を考え直したほうがよい」という意見もありました。

事例：実際に医師からこのように言われたのは、二十代の女性です。五十四歳の父親が車にはねられ、下半身不随になってしまったのです。それでも、リハビリをずいぶんがん

ばり、半年後には少しずつ足を動かせるようになっていました。希望が見えてきたとき、ある日、このように医師から言われました。娘であるその女性は、ひとつの病院に半年も入院し続けることが、規則でできないことは知りませんでした。急に言われたため、なにを言われているのか、どうしたらいいか、さっぱりわからず困惑したと言います。そして、父親がこんなにがんばっているのに、この医師はなんてひどいことを言うのだろうと、憤慨していました。

私の感想：この患者の場合、下半身不随という重い症状が、病院の適切な治療と患者のリハビリという努力によって、足が動く段階にまで改善されました。医療従事者と患者の協同作業によって、治療がうまくいっていた例です。

それにもかかわらず、医師の配慮に欠けるひと言によって、信頼関係が崩れてしまったのです。「患者とのコミュニケーションは治療と同じくらい大事だ」という考え方がありますが、まさにその通りとなりました。

「～させてあげる」「～してあげる」という言い方は偉そうで、医師と患者が対等の人間である、というように感じません。

また、「そちらが退院するというなら」などという言い方は、責任を患者に転嫁しているようにも聞こえます。いずれにせよ、いやみったらしい言い方です。良心的に解釈しても、このような医師のことば遣いが適切だと考えた人は、ひとりもいませんでした。この医師は病院の利益を優先して言ったのかもしれませんが、実は患者と家族のことを第一に考えて言ったのかもしれません。

現在では六カ月以上入院している患者の診療報酬を改定し、入院基本料の一部を自己負担させる制度が、二〇〇二年四月一日からスタートしています。自己負担分は一八〇日を超えて同じ疾患で入院している場合、入院医療費の一部を患者が負担する、というものです。

ある病院の例ですが、この額が一日につき一八九〇円になるそうです。この算定根拠は、一日当たり一般病棟入院基本料（注1）一万二〇九〇円の一五％＝一八〇〇円に五％の消費税を加えた一八九〇円を患者の負担金としている計算です。なかには三〇％から四〇％も請求する病院もあります。いずれも違法ではありません。

これを月額にすると、一五％でもおよそ五万七〇〇〇円、四〇％となると一五万三〇〇〇円ぐらいになるので、患者負担は大きいといえるでしょう。

この実例の男性の場合、医師はこのまま入院を続けると患者負担が増額されるので、通院リハビリにしたほうがいいのでは、と考えたのかもしれません。いずれにせよ、医療者側から患者の家族に、一八〇日を過ぎた場合の負担金について詳細な説明があれば、もっとスムーズに会話が進んだのかもしれません。患者側も長期入院の費用にもっと関心をもって、尋ねなければいけなかったのでしょう。

しかし、一般の人は入院患者の自己負担が改正された事実を、ほとんど知りません。したがって、この場合は医療者側が患者に積極的に新しい情報を周知する、という努力が必要だったと思います。

（注1）病院の在院日数二十八日以内の施設

（2）医師のことば：「私には手術の日程など決められません」

質問：スポーツをやっていて骨折し、病院へ行きました。医師はレントゲン写真を見つめて、しばらく無言でした。その後、「ここと、ここが折れていますね。私は整形外科の担当ではないので、手術の日程などは決められません」と言われました。この医師のことばをあなたはどのように感じますか。

医師のこの言葉について「一〇〇人インタビュー」をおこなったところ、結果は次のようになり意見がわかれました。

一、医師の言ったことは正しい、仕方がない　二二％
二、無責任だ。信頼性に欠ける　一八％
三、もう少し患者をいたわり、専門医を紹介してくれればいい　一六％
四、わからない　一二％
五、その他　三二％

その他のなかには、「医療チームの連携の悪さが目に見えている」「医師は医師なのだから、専門ではないと言ってはいけない」「いますぐ専門医をよぶべきだ」「患者は手術してくれとは言っていない」などの意見がありました。

事例：冒頭のことばは、柔道のクラブで練習中に骨折した男子高校生が病院で言われたことばです。その高校生は、柔道の試合を一ヵ月後に控えていたため、「手術をしなければいけない」という事実と、「手術の日程は決められない」というふたつのことを同時に聞いて、非常に焦ったというのです。高校生は次にどのようにしたらよいかわからず、そのまま黙って帰宅しました。

私の意見：患者が病院でレントゲン検査の結果を聞くときには、とても不安になります。医師がレントゲン写真を見ながら、「うーん」と唸ったら、さらにその不安は高まります。まずいことになっているのではないかと悪く考えるからです。その不安の絶頂で、「専門医でないので、手術の日程は決められません」という答えでは、話が飛躍しています。まず「専門医に診てもらうのがいいのですが、手術することになるかもしれません」などと段階を追って話せば、誤解も生じなかったでしょう。そのうえで専門医に診てもらうには、どうすればいいかを教えるのが親切と思われます。

一方で、患者もどうしたらいいのかわからないので帰宅した、というのではなく、その場で医師に質問をしなくてはいけません。手術をすることは確定なのか、あるいは専門医の診察は今日受けられるのか、などです。手続き上の疑問がある場合には、婦長、主任クラスの看護師、あるいは医療相談室にきくと教えてもらえます。

この事例について、話し方さえていねいにすれば医師の言ったことは間違いではない、と感じた人があわせると三八％にものぼりました。病院では、初診のあとに専門医にふりわけられることがあるため、必ずしも最初に専門医が診るとは限りません。「私はどうして初診してくださった教授に再診を受けられないのかしら。再診をしてもらっている患者もいるのよ」。このようなことを友人に聞かれたことがあります。

大学病院などで初診をする教授は、患者の症状によって、専門の先生にふりわけることがあります。教授が個人的に「この患者は私が診る。この患者は診ない」と判断しているわけではないのです。しかし、別の先生を紹介されると、教授に患者として選ばれなかったような感じがして、がっかりしてしまいます。

最近の医療は高度化、専門化が著しく、従来のように外科系は、整形外科や心臓外科などに、内科系は消化器内科、循環器内科、呼吸器内科などにわかれているだけではありません。そのほか、血管外科の専門医がいたり、あるいは糖尿病の専門医などがいます。専門は細分化されているので、外来患者にはほとんどわかりません。何年も診察してもらっている医師の専門がなにかまったく知らない患者が大勢います。

したがって、初診やレントゲンなどの検査をして、次の段階で専門の医師が担当するというのは医師の常識でありますが、患者にはなにが起こっているのか理解できないというのが現状です。

(3) 医師のことば:「痛かったら、言ってください」

質問:歯科病院で治療中に「痛かったら言ってください」と言われました。このように言われたら、どう感じますか。

この決まりことばをどう思うか、また「一〇〇人インタビュー」をおこないました。

一、特に問題がない　六四%
二、疑問を感じる　二七%
三、その他　九%

当たり前のような医療現場の問いかけに対しても、四人にひとり強の人が「おかしいのではないか」と感じていることがわかったのです。

疑問の理由を多い順にあげておくと次の通りです。

①歯の治療をしてもらっているのだから、言うことはできない。手をあげてください、などと言うべきだ
②痛いから治療にきているのに、そこで「痛かったら」などと言われても困る
③これから痛くなると思い、かえって不安になる
④痛くない歯の治療がそもそもあるのか

さらに、「非常に不快だ」「絶対に言われたくない」と拒否反応を示す人もそれぞれひとりずついました。そして、別のことばの表現のほうがよりよいと答えています。例えば、「痛いかもしれません。我慢できなかったら、手をあげてください」「楽しいことを、考えてください」などです。患者への配慮が感じられます。

事例：三十代の仕事をもつ主婦は、歯科医に行くといつも「痛かったら言ってください」と言われ、そのことに疑問をもちました。ごく自然に使われている歯科医のなにげないひと言に対して非常に不快感を覚えたというのです。たとえ「痛いです」と言ったところで、歯科医師が治療を止めるわけでもないのに、なぜ言わなければいけないのかわか

らない。というのが彼女がこのことばを不快に思う理由です。

私の意見：私は「あまり痛いときには、削るなどの処置を中断しますので、手をあげて合図してください」と言われるのがいいように思います。安心感があるからです。

このように医療の現場で、何十年も当たり前のように使われていることばであっても、多くの患者がどうもしっくりこないことばだ、と感じているならば変えたほうがいいと思います。「痛かったら言ってください」この決まりことばは、「一〇〇人インタビュー」のあとあらためて考えてみると、どうも現場に合ったぴったりのことばとは思えなくなりました。歯科医の先生方には再考していただきたいと思います。時代の流れで、患者の受け止め方が変化することもあるのですから。

いくら決まりことばだといえども、一度気になると、煩わしくなるものです。

そういえば、ファミリーレストランの接客マニュアルことばに、「ご注文はコーヒーおひとつでよろしかったでしょうか」というものがあります。どこでも聞かれる定番の質問で、もう長く使われていますので、違和感がとれてもいい頃です。しかし、不快なことばアンケート調査を見ると、「不快に思う」の上位に記録されています。みなさんがあの言い方はやめて、「よろしいでしょうか」と言ってほしいと願っているのがわかります。医療の分野でも、決まりことばを再検討してみるとよいと思います。

(4) 医師のことば：「どうしてこんなになるまで、放っておいたんだ」

質問：スポーツで肩を痛め、病院にいくと初診をしてくださった先生が「たいしたことはないですね。専門の先生に診てもらってください」そう言いました。数日後、専門の先生はレントゲン写真を見ながら、怒鳴り口調で、「どうしてこんなになるまで、放っておいたんだ」と注意ではなく、お説教とも受け取れるような一方的な話を一〇分近くしたのです。

この事実に対して、「一〇〇人インタビュー」をおこない、どう思うか聞いてみました。

もっとも多かった意見は、専門医に対してで、

一、この専門医はよくない。診断の結果を言うときにお説教ぽく、患者を怒鳴ったり責めたりしたのはいけない　四三%

二、専門医のことば遣いが投げやりで、突き放している　一三％
三、初診の医師の言い方がよくない　二六％
四、初診の医師には問題はない　一七％
五、その他　一％

以上、五六％の人が、専門医のことば遣いが悪いことをもっとも問題だと指摘しました。

初診の医師が間違っていると思う理由を多い順に並べると次の通りでした。

①専門医でもないのに、たいしたことはない、と決めつけるのはよくない。
②たいしたことがないなら、なぜ専門医に診せなくていけないのか、矛盾する。
③もっときちんと専門医を紹介してほしい
④わからないのは勉強不足だ
⑤ほかの先生に押しつけている

問題ないという意見の理由は多い順に、

①この診断でよいと思う
②自分で診断できないのだから、仕方がない

③専門医を紹介した

ほかに、「診断できないなら、その日のうちに別の病院に行けるよう紹介してほしい」「最初の医師は逃げている」「医師同士でなにも情報が伝わっていない」などという意見も一件ずつありました。

事例：これは野球で肩を痛めた男子高校生が体験したことです。最初に診察した医師が「たいしたことはない」と言うので、数日後また同じ病院に行って、レントゲンを撮ってもらいました。すると専門の先生は、レントゲン写真を見ながら、怒鳴り口調で「どうしてこんなになるまで、放っておいたんだ。野球ができなくなるぞ」などと十分間もガミガミ言ったと言うのです。この高校生はなぜ自分が怒られなければならないのか、と不愉快になりました。肩はたしかに以前から練習のたびに痛かったのですが、最初の医師は「たいしたことはない」と言ったではないですか。そうコメントした医師も、「どうして放っておいた」と怒った医師もふたりとも許せない、という気持ちになりました。いい加減な診断をした医師、ストレス解消のためか患者を怒鳴った医師、ふたりに不信感をもったのが、許せないという理由です。

私の意見：この結果を見て、どんな場合でも、医師が患者にお説教するのはあまりよくないと思いました。患者自身ももっと早く病院にくればよかった、あるいはこんなになるまで運動を続けなければよかったと、内心後悔しているかもしれません。そこで医師から説教されて、ダメ押しされるのではかなわないからです。傷つくのは逞しく見える野球の選手である男子高校生でも同じです。あくまで診断は冷静に、患者にわかるようにするのが医師としての絶対条件です。怒鳴り口調も悪いですが、この先生は自分だけが症状をよく把握していることが問題です。十分間にもわたって患者に話したのに、患者である高校生にはなんら具体的な症状が伝わりませんでした。

ある診療所で、大変体格のよいがっしりした男性が血液検査を受けました。看護師が採血し終わったとたん、その患者が気絶してバタンと倒れてしまったのです。見かけは頑丈でしたが、とても気の弱い男性でした。他人（ひと）は見かけによらないものです。もうひとつの問題は、専門医を紹介するのが普通、という病院の診察過程が患者にはっきりしていないことです。通常病院に行くと自分で科を選びますが、医学は専門化されているので、同じ科でも必ずしも専門の先生にあたるとは限りません。そのときは、専門の先生を紹介してもらえます。それは、ほかの先生に押しつけているわけでもなければ、逃げているのでもないのです。

ところが、このことは必ずしも患者に周知されていません。大学病院では、初診はむずかしいので、ベテラン医師が担当することが多いのです。ベテラン医師でないと、初診の症状によって専門外来にふりわけられないからです。一方患者は、どの先生がなんの専門か、詳しく把握していません。病院では、各医師の専門領域を公表しているところもあるのですが、具合の悪い患者はそこまで調べていないことも多いのです。

「私はあの先生に二十年もかかっています。いい先生ですが、いったいなにがご専門なのでしょうね」こういう中年女性のつぶやきを、私は待合室で聞いたこともあります。だいたいの患者はそうではないでしょうか。

一般の人のなかには、はじめから専門の先生に診てもらいたいので、病院でどの科にかかったらいいかわからない患者のために、なんでも科を設けてもらいたい、と言う声もあります。現在大学病院には、総合診療科をおいて、このような患者の需要に応えているところがあります（一九五ページ参照のこと）。また、病院では、受付にベテラン看護師をコンシェルジェとして置いて、対応しているところもあります。親切にしてもらったなどと評判です。どの診療科でも、初診の医師が専門外来に紹介する、という診察プロセスは、日本の病院ではふつうのことです。

(5) 医師のことば：「耳なんて誰だって鳴るんだよ。先生だって鳴るんだから」

質問：鼻炎のため、耳鼻科に行きました。耳の調子も悪かったので、「唾を飲み込むときに、変な音がするのです」と言ってみたところ、先生は「そんなの誰だって鳴るんだよ。先生だって鳴るんだから」と即答されました。このように言われたら、どう思いますか。

実際に先生に言われたら、どのように感じるか、「一〇〇人インタビュー」で、調査してみました。その解答は、

一、医師のことばの表現や診療のやり方がよくない　九三％
二、この医師は正しい　四％
三、わからない　三％

よくないという回答を多い順に列記すると次の通りです。

①医師のことばの表現がつき放しているようで、冷たい
②もっと患者の親身になって、きちんと耳を傾けてほしい
③まず、診察、検査などをおこなって、診断を下してほしい
④医師として無責任、姿勢がよくない

一方、正しいという理由は、「安心しなさいという意味で悪気のない発言だ。同じ症状の人もいると思わせることはいいことだ」などでした。

また、一件ずつではありますが、「この病院には絶対いかない」「もし、重病の兆候があったら、どのように責任をとるのか」「耳鳴りがしている医師に耳鳴りの治療はまかせられない」などの厳しい意見もありました。

事例：これは二十代のＯＬが鼻炎の治療のため、耳鼻科にいったとき言われたことです。かかりつけの診療所でしたが、そのときはいつもと違う先生が担当していました。鼻を治療してもらい、耳の調子も悪かったので、かなり勇気を出して先生に訴えたところ、先生は「そんなの誰だって鳴るんだよ。先生だって鳴るんだから」と即答したと言うのです。「そうではなくて、大きな音が……」と訴えましたが、外見から異常がないとわ

かると、取り合ってもらえませんでした。

私の感想：鼻を治療してもらうのも時間を要することなので、混雑している診療所で勇気を出して遠慮がちに、耳の症状を訴えたのだそうです。それにもかかわらず、一言で、切り捨てるようにいわれ、ショックを受けたといいます。「先生だって鳴るんだよ」検査もなしにそう言われて、この女性は、耳鳴りは一生治らないんだと落ち込んだ様子でした。

このことから、医師がたいしたことはないと思っても、患者にとっては症状は絶対的なものなので深刻なものであることがわかりますし、どの程度の症状であっても、軽くあしらわれるともう病院にはかかりたくない。という心境にもなることがわかります。この女性の場合、症状に変化がなければ、いつもの先生に再度受診するか、その診療所ではなく別の病院で診察してもらうか、そのどちらかをとるのが適切と思われます。

いずれにしろ、患者も話しやすく、医師も説明しやすい、という医療現場の環境を両者が工夫して創りださないといけません。医師がぞんざいな答え方をしたら、そこで黙ってしまわず食い下がる、という姿勢も重要かもしれません。この女性のような訴えを、直接医療者に言えるようになったときこそ、よい医療コミュニケーションの環境が整ったと言えるでしょう。

(6) 医師のことば：「どうですか?」

クモ膜下出血で倒れた四十四歳の男性は、幸いにして一命をとりとめ、会社に復帰をはたしました。よい治療を受けられた、幸運な人と言えるでしょう。この男性は病気になって二年が過ぎましたが、いまだうるさい音や、騒々しい音楽には過敏で、テレビも満足に見られません。頭がボーとしているために、月一回通院を続けています。

この男性は、「わたしの主治医の先生はいつだって『どうですか?』としか言わないんだ」と、がっかりした口調で言いました。

「どうですか?」というのは、内科の医師が患者を診るときに、たいてい使うことばです。男性にしてみれば、自分はこんなに不自由な想いで一カ月間を耐えて、やっと先生に診てもらったのに、ほかの患者にも使う一般的なことばで接してくるだけなので、寂しく思ったのでしょう。

この心境は、私にもなんとなくわかる気がします。慢性的な症状で、すぐによくなることがあまり期待できないときに、「どうですか?」と聞かれても、答えに困る人もあるでしょう。

前回診察を受けたときと同じ症状を訴えるのも、どこか気がひけるのです。

例えば、「この前は、頭がボーッとしている、と言っていましたが、その後はどうですか」こう聞かれたら、理想的であるかもしれません。先生は自分のことをよく診ていてくれる。こう感じるでしょう。一人ひとりにこのような対応はできなくても、機械的に、どの患者にも同じことばの問いかけは避けたほうがいいように思います。そう提案する私も、レポートを提出する学生に、「どうですか?」いつもこればかり言っていることに気づきました。私自身のことばもこの機会に改めて、学生たちに機械的に接するのを改めることにしました。

このように、機械的にならないように、という意識がどこかに働くだけでも、定番ことばを再考する意味があるのではないでしょうか。

5章　患者の満足度とは

1　患者の満足度

読売新聞社の医療に関する全国世論調査（二〇〇四年一月十日）によると、医療に満足している人は三七％にすぎず、六〇％の人が不満を感じているという結果がでています。不満は三十歳から五十歳代で六五％と高くなっています。

不満の内容は「待ち時間が長い」五六％、「医療費が高い、あるいは明細がはっきりしていない」三七％、「薬の待ち時間が長い」二六％、「診療時間が短く、医師が親身になって対応してくれない」二三％、などです。「待ち時間が長い」は町村部の五三％より、大都市部は六〇％で顕著です。

待ち時間やそのほかの不満項目は、地域、年齢、職種によって異なっています。

別の調査では、厚生労働省情報統計局が二〇〇三年十二月十六日に公表した「二〇〇二年受療行動調査の概況」があります。

ここでは満足度を外来患者と入院患者とに分けています。また、病院の規模を病床数によって、大病院（五〇〇床以上）、中病院（一〇〇～四九九床）、小病院（一〇〇床未満）に分けて調査をおこなっています。これによると、外来では医療費（二〇・四％）や待ち時間（二七・一％）に対する満足度が低く、入院患者では食事の内容、薬の説明などに対する評価が低くなっています。

患者の三〇％以上が不満と感じる待ち時間の限界は、大、中病院では「三十分以上」、小病院では「一時間以上」と異なっていました。

一方、入院患者の満足度は予想されるように、食事の内容（三五・一％）、薬の説明（四一・二％）で低い結果になっています、他方、看護、介助の満足度（六一・四％）、医師への質問のしやすさ（五六・八％）は比較的高く、これらは大病院のほうが中病院のそれらより一〇％程度高くなります。

世論調査で明らかになったのは、医師の説明がよく理解されていないことです。病気について知識の少ない患者への説明で「患者が自分の説明をわかってくれたと思う」と答えた医師が全体の八〇％でした。一方、「医師の説明があまりよくわからなかった」と答えた患者が八〇％と、まったくずれていました。

しかし、最近の調査では、治療の内容、薬の効果、副作用などについて説明を受けた人は六〇%前後で、治療法の選択肢とそのリスクの説明は三〇%程度と報道されました（二〇〇四年五月十日、毎日新聞）。満足度はこれらの説明の有無によって変わり、説明がよければ満足度が増すことは明らかです。

最近の連合総合生活開発研究所の調査(二〇〇四年六月三日)でも、不満は、「待ち時間が長い」（七〇・五%）、「医師などの経験や技能のレベルがわからない」（六〇%）、「病院や医師を選ぶための情報が少ない」（五二%）、とくに「治療法と効果」（五四%）、「薬の効能と副作用」(四一・三%)について情報を求めている人が多いことが報道されています。

これらのほかには、「医療費が負担になって生活を圧迫している」という人が七七%と多く、「健康や体力保持に努めるようになった」という人が三一・六%もいたのが目立ったところでしょう。

2 世論調査の結果を考える

このように調査方法によりいろいろ相違点がありますが、傾向として患者の不満は、

①待ち時間
②医師が話をよく聞いてくれない
③医師の説明が不十分
④医療情報（医師の技量、治療法とその効果など）の不足

などに集約されます。これらの不満足な点は、患者にとってきわめて直接的なことで、病気を治すという本質的なものに大いに影響すると考えられます。医師への質問のしやすさは、幸い改善されているようです。患者側から積極的に質問することで、「医師の説明不足」はかなり解消されると予想されますので、医療側はそのような雰囲気や環境をつくることが必要です。患者が遠慮して質問しないと、医師は患者が大勢待っている場合、あえて自分から説明をしないことが多いと思います。しかし、この場合、患者が遠慮していることも考えて、医療従事者のほうからなにか聞きたいことはないか、聞く心遣いはほしいと思います。これは、よく説明することと、待ち時間を短縮することは同時にできないことがわかったうえでの配慮なのです。

説明も専門的なことをわかりやすく、例をあげて説明するなど工夫が必要です。医師の

常識は患者にはすぐには通用しません。一度の説明では、理解、納得したと考えないほうがよいと思って、通院のたびに繰り返し説明し、できればどのくらい理解しているかがわかるとよいのですが、それはむずかしいことです。

説明に関係して理解度には個人差が大きいので、説明の時間が短くてすむ人とそうでない人がでてくるのは仕方ないことです。まだ大勢の患者が待っているのに、理解してくれないとなると、いらいらする医師も多いと思います。そのときは「また次の機会に説明しますから」と言って、次の患者に移るしかありません。

待ち時間については、病院側としてはできるだけその時間を有効に使うように、その間に検査をしたり、病歴を書いてもらったり、心理検査をやってもらったりしているはずです。また、患者としては診療の順番があと何番目かについて知りたいと思うので、この情報をいろいろな方法で患者に伝えてあげるのが、親切な対応だと思います。しかし、根本的には医師、看護師を増員すること、外来患者数の集中化を改善する制度に変える必要がありますが、すぐには実現しないでしょう。

日本に比べて海外では医療に対する患者の満足度は高いようです（図2参照）。この理由がわかれば、わが国でも参考になりますが、それはきわめて単純なことでした。

図2　1人当たり医療支出総額とヘルスケアへの満足度との関係

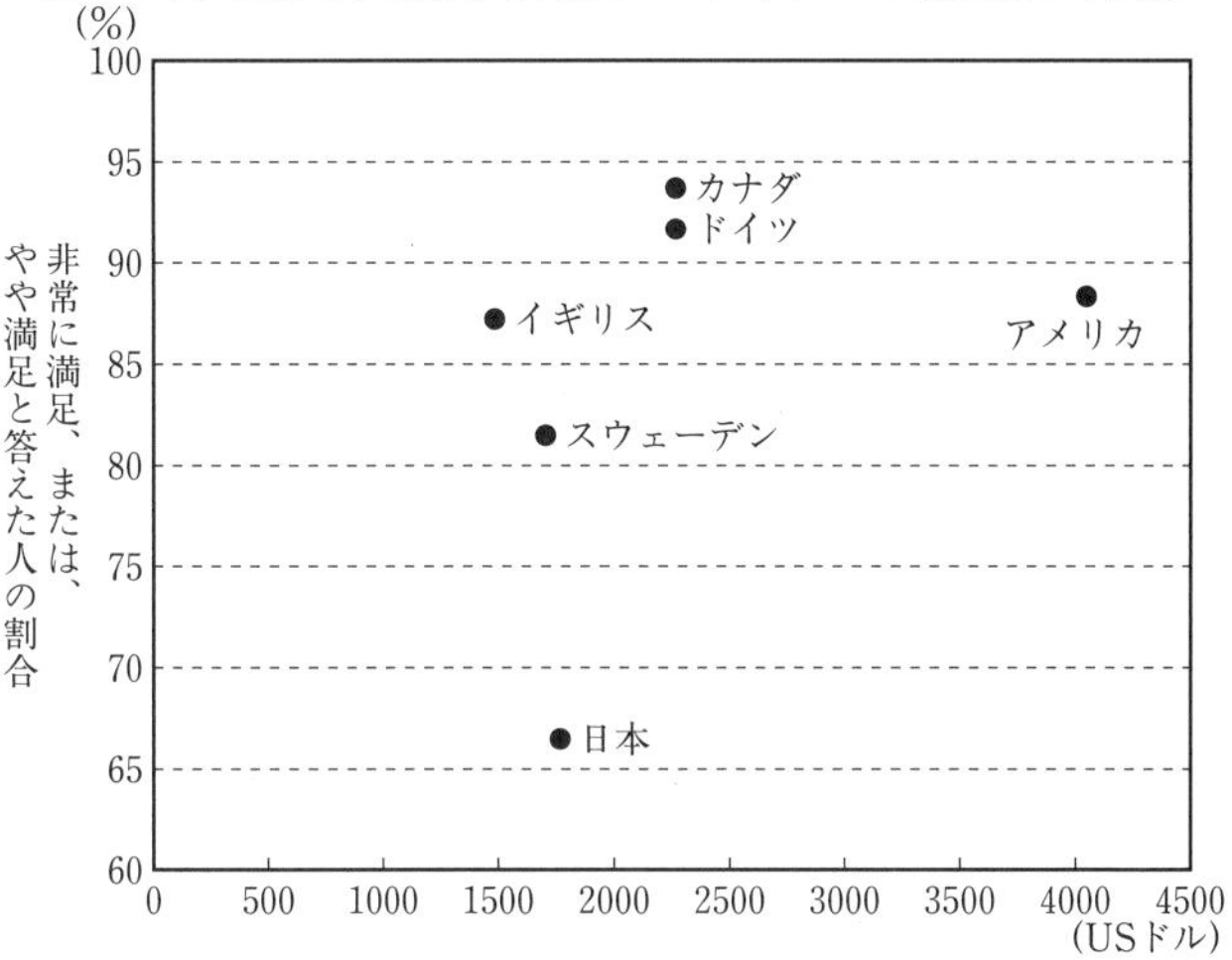

OECD Health Data 2001 & Harvard Community Health Plan, 1990より

一人当たりの医療費が日本とほぼ同じイギリス、スウェーデンの満足度はわが国より高くなっています。イギリス人の満足度が高いのは意外でした。両国で実際に診療に立ち合

ったことがありますが、この理由の大部分は一人の患者に三十分ぐらいかけて、医師が診察し、さらによく説明しているためであると思います。病院にまでくる患者の数が少ないことが、日本とは根本的に違います。ＯＥＣＤの調査結果でもわかるように、医療費が高いアメリカでも満足度はイギリスとほぼ同じです。カナダやドイツで満足度が高いのも同じ理由だと思いますが、宗教や、病気に対する考え方、死生観が違うことも考えられます。

私はドイツで二年間、診療していたことがあります。ドイツ人は比較的、医療の限界を知っているようにみえました。また保険医療で自分の受けられる医療についてもよく知っていて、私のようなドイツ語も充分でない外国人の医師が診察しても、文句も言いませんでした。ただ、二年間にひとりだけ、外国人医師に手術されるのはいやだと言った患者がいましたが、かわいそうなことに、ほかの医師によって退院させられてしまいました。

日本で医師免許をとっている外国人医師はほとんどが内科か小児科で、外科系の医師は少ないので、日本でもこのようなことが起こっていたかは不明です。

問題は手術の説明などコミュニケーションにかかっているので、一九六四年頃の話ではありますが、ドイツ人がよく私の下手なドイツ語の説明で納得して手術をやらせてくれたといまでも思います。それはひとつには、ドイツでは自費診療の制度があって、保険を使わず自費であれば、教授に診察してもらえるのです。そうでない人は保険診療を受けるわけですが、開業している専門医が治療を大学に依頼していると、まず助手クラスが診察することになります。

もちろん彼らは上級医師と相談して治療しますが、彼らができることは自分でやりますので、「この新米医師でだいじょうぶか」という不安をあたえているはずです。

研修医の義務化で、わが国でも当然同じことがおこるでしょうが、研修医だからといって患者は拒否できないでしょう。しかし、彼らのやっていることは指導医の監督下での診療ですので、あまり神経質になる必要はないでしょう。二〇〇三年九月十七日に開催された医療経済研究機構主催のシンポジウム「患者本位の医療制度」について、田中滋慶應義塾大学教授は、能力と最適な資源を用いて患者の願望に応えるのが患者本位の医療の意味だ。患者の好き勝手な要求に従うこととは違う、常に患者の主張通りにすべき、治療できるのに患者の受けたくないという意思を尊重すべきだと言うが、それは患者をまったく尊重してない、医学の妥当性を無視してまでも患者の求めに応じることは患者本位の医療ではないと発言しています。これらの見解は患者の自己決定権との関係で、今後、議論をよぶと思いますが、患者のわがままを聞くことだけが患者中心の医療でないことは確かです。

医療者側は患者が伝えたいことを充分理解し、患者の心理も考え、患者と話しあうことが大切なのです。

患者中心の意味は、医療側の情報提供や自分自身でおこなった情報収集も含めて、診断、治療に参加することです。このことが患者自身が自己決定権を行使することではないのでしょうか。医療側は、患者を満足させるために患者の心理面を考慮し、医療の安全性を確保し、最大の医療効果が得られることを目標とすべきです。

単に接遇のみが患者の満足度を高めるものではありませんが、マスコミで取り上げられているのは、「待ち時間」「医師の充分な説明」「看護師や医療従事者の対応」のような、どちらかというと表面的な患者のサービスになりがちです。しかし、個人個人の治療方法やその結果は、病気によっても、程度によっても違うので、この点での満足度をアンケートで求めることはむずかしく、現行の満足度のアンケート調査もやむを得ないことだと思います。医師の充分な説明があれば精神的にも安心でき、不安も軽くなるので、これらのサービスは重要なポイントには違いありません。

6章 医療情報として知っておきたいこと

1 医療機関の広告規制の緩和

近年、新聞や雑誌、テレビあるいは講演会などを通じて医療情報は氾濫しています。それだけ健康に関心をもっている人が多いということだと思います。しかし、実際、病気にならないと真剣に医療の実情を知ろうとしない人が多いのではないでしょうか。これからは病気の予防が大事であることを認識してください。とくに症状のでない生活習慣病については、常識的な知識はもちたいものです。

厚生労働省は、二〇〇二年より医療機関の広告規制を緩めました。この場合の広告とは「不特定多数の目に触れるもの」のことで、看板、電話帳広告、新聞の折り込み広告などです。その結果、従来の広告は病院名、診療時間、診療科目などに限られていたのが、専門医資格の有無、病気別の患者数、患者の平均在院日数、手術の件数などまで広告できるようになりました。将来的には、病気別の医療費、死亡率、再入院率、手術後の感染率なども公表が期待されていますが、しかし、死亡率などを検討する際には、病気の重症度が考慮されなければなりません。死亡率を少なくするために、重症例は扱わない医療機関がでてくるからです。

病院の評価もいろいろな基準で出されており、過去に病院のミシュランともいえるものもありました。しかし、内容は建物のきれいさ、新しさだけで、医療内容にはほとんどふれていないものでした。一九九五年に厚生労働省（旧厚生省）、日本医師会、健康保険組合連合会などが出資してつくられた財団法人「日本医療機能評価機構」は、病院を「病院経営」「患者の権利」「安全」「診療の質の確保」など六領域で五段階評価をし、その結果をインターネットのホームページで公開しています（http://www.report.jcqhc.or.jp）。

患者にとってはどのような価値観で医療がおこなわれているのかわからないので、治療の内容と医療費が適正かを知るために、診療報酬明細書（レセプト）の開示が必要だといいます（「医療情報の公開・開示を求める市民の会」勝村久司事務局長）。この点は一九九七年から、患者本人と遺族への開示が認められるようになっています。

診療は委任契約あるいは準委任契約と言われています。また、患者への情報提供は義務となっています。したがって患者は遠慮せずに説明を求めてよいのです。ただし、ほかにも患者がたくさん待っている外来の診察中には時間がとりにくいので、あらかじめ質問項目を書いたものを渡しておき、別の時間の予約をとってもらうのがよいでしょう。

インターネットのホームページやパンフレットは、情報を捜した人だけが目にするので、規制対象外となっています。そのためホームページで治療成績が誇張されたり、美容形成の宣伝を目的として掲載ができます。ホームページは広告目的のものも含まれていることを理解して、信頼性に疑問をもつことが必要です。

今後は社会保障審議会医療部会で、インターネット情報のあり方についても検討されることになっています。

2 医療に関する規制の将来像

厚生労働省は「医療分野における規制改革に関する検討会」（二〇〇五年一月二十九日）を開催し、「医療に関する規制の将来のあり方」に関する報告書（案）を出しています。

これによりますと、患者が医療を選択し、主体的に参加できるようにするために、

①治療法の選択肢などに関する説明が適切におこなわれるようにする必要がある
②診療情報、医療費、医療従事者の専門性、第三者の評価とその結果、診療ガイドラインなどに関する情報の拡充、安全管理体制などに関する情報の重視
③医師の専門性、医療のプロセス、アウトカム（治療結果など）情報の提供が進むように、環境整備をおこなう必要性

などの将来構想を報告しています。当面取り組むべきこととしては、

①カルテ開示
②インターネットによる情報開示
③診療ガイドラインの整備
④医療の質を成果で評価するための指標の研究
⑤医薬品情報提供の充実

などをあげています。

医療に関心のある人、あるいは現在病気である人からみれば、いろいろ情報がほしいので、治療法の選択に関する情報、病院別の治療成績、セカンド・オピニオンに関する情報、医療費に関する情報などが不足していると感じられると思います。

3 安全重視の病院ランキング

日本経済新聞では二〇〇三年十月六日、「安全重視の病院ランキング」を公表しました。これは、

①事故の防止対策や対応策などをまとめたマニュアルがあるか
②安全管理組織があるか
③管理組織に専任担当者を置いているか
④院内感染に関するマニュアルをもっているか
⑤院内感染に対処する専任担当者がいるか

⑥感染源別に院内感染率を把握しているか

などを調べ、評価したものです。

さらに、十二月二十二日には、「医療の質重視度病院ランキング」を十七項目の調査をもとに評価し公表しました。

これらに対しては、「看護師や薬剤師なども参加する症例検討会が七割の病院でおこなわれている」、「救急車の受入れ件数で八割が三年前より増えていること」を高く評価する反面、「退院後四十八時間以内の再入院を全例検証している病院が二割にすぎない」、「医療事故調査委員会や倫理委員会に医師以外の人が入っている病院が少ない、また、その予定がない病院が四分の一もある」などは問題だと全国国民健康保険診療施設協議会参与の岩崎栄氏がコメントしています。

それに加えて「医療消費者ネットワークＭＥＣＯＮ」代表世話人・清水とよ子氏の「病院全体としては合格でも、個々の医師の質は別」などのコメントも掲載されていました。

二〇〇四年一月十二日には、脳動脈瘤手術について、症例数、治療成績（合併症率）、平均入院日数を調べ、三段階評価したものが公表されました。専門家からは、「症例の難易度を厳密に把握できないので合併症はひとつの目安にすぎない。難易度は年齢、動脈瘤の部位、脳血管障害や糖尿病の有無などによって左右される」（端和夫・日本脳ドック学会理事長）という予想されるコメントがありました。したがって、難しい症例が集中している施設では、合併症は低くなりません。

4 情報をどう活かす

最近は、病気自体の情報についても新聞や雑誌でよく紹介されていると思います。また、インターネットで調べることもできます。とくにがんについては、これに関する記事のみ扱っている一般向けの雑誌もみられます。

実際、入院となれば治療計画説明がおこなわれますので、その前に予備知識を集めて勉強しておくと、医師の説明が理解しやすいと思います。アメリカでは治療方針を決める会議に患者も参加できるところがあるようですが、専門家の議論に加わるためには、かなりの予備知識を必要とすると思いますので、このことがどの程度患者の自己決定に役立つかは、人によってかなり違うと想像します。外国では、自分でこれと思った医師を選んでかかることができますが、それなりの支払いが必要です。日本では、このような制度はありません。しかし、かかりつけ医に紹介状を書いてもらい診察を受けることができます。自分で情報を集めて、かかりたい医師への紹介状をもらうことができます。

一般の人も必ず知っておいたほうがよい情報としては「風邪は薬で治さない」（読売新聞　二〇〇三年十一月十二日付）や、「脳症発症のリスクのある解熱剤」（日本経済新聞　二〇〇二年十二月十五日付）などかなりあります。とくに後者は発熱のあるインフルエンザにかかった子供に投与すると、急性脳症を起こす恐れがある二種類の解熱薬ジクロフェナクナトリウムとメフェナム酸に関するものです。小児科を除く医師の一六・三％がいまだに投与しているという記事です。子供をもつ親御さん、妊婦の方はこのことを知っておく必要があるでしょう。

もちろん、生活習慣病（高血圧、糖尿病、高脂血症、がん、不眠など）に関する記事は新聞、雑誌に頻繁にみられます。また市民公開講座も多く、その抜粋が新聞にも掲載されることも多いのです。これらの情報を活用し、「自分の健康は自分で守る」という意識改革が必要になってきます。

5 日本で使えない外国で「効く薬」

外国では薬の効果が認められているのに、日本では使えない薬のことが問題になっています。とくに抗がん剤に多いです。外国ですでに使われていても、日本では日本人を対象にした治験（薬の効果を試験すること）をおこない、承認を得なければ使用できません。これは外国人と日本人では薬に対する反応が違っていたり、投与量の適量が異なる場合があるからです。新薬の安全性についても、数年たってから重篤な副作用がわかり、販売が中止になることもあります。

保険で認められていない薬を使うと、この薬だけが自己負担になるのではなく、（初診料、再診料、検査料など）全体が自己負担になってしまうのです。

厚生労働省はこのため、医師主導による治験を認めたのです。従来は製薬企業だけが臨床試験をおこなって、厚生労働省に申請していました。近年になり、医師が臨床試験をおこない、そのデータをもとに製薬企業が申請をだすことも可能になりました。しかし、倫理委員会に申請したり、薬の保存と管理、研究計画の作成、患者との対応、データ処理などすべてを個人的にひとりの医師がおこなうことは困難です。現在はこのような治験に患者が同意して参加するしかないのですが、充分な外国の情報と自己責任の原則をもとに、服用を希望する人が使えるような法改正が望まれています。このことは大きくとり上げられ、二〇〇四年十二月、混合診療の問題として、外国で有効な薬の承認を早めることが確認されました。

欧米では「治療用治験制度」「倫理的供給制度」「治験外提供」などがあるとのことで、自分ががんであることを公表した三浦医師からも厚生労働省に要望がだされています(「もっといい日」二〇〇四年二月)。

従来、新薬が承認されるまでに一年半ぐらいかかっていました。これはアメリカの三倍の期間であるといわれています。しかし、二〇〇四年一月厚生労働省の阿部医療食品課長は、医薬品医療機器統合機構の創設などを契機に、日本の医薬品承認審査体制を欧米に近づけていく姿勢を示しています。

表3 外国では使われているが、日本では使えない薬
(『医者がくれない世界の良薬』講談社ブルーバックスより)

薬剤名	対象となる病気
クロラムブシル	慢性リンパ球性白血病など
チオグアニン	急性リンパ球性白血病など
サリドマイド	多発性骨髄腫
アダリムマブ	関節リウマチ
ラモトリシン	てんかん
オルリスタット	肥満症

とくに抗がん剤のなかには、右の表のサリドマイドのほか、白血病に対する薬の中にはアメリカではその有効性が認められて、標準的治療薬として使われていますが、日本では現在までのところ未承認のため保険適用がないものがあります。混合治療（次項参照）に関する議論の結果、オキサリプラチンは比較試験で有効性が示されたことや、欧米ではすでに化学療法の標準薬となっていることから、厚生労働省の未承認薬使用問題検討会議で

初めて薬価収載されることになりました。

6 混合診療

前述したように、外国で使用されているのに、わが国ではまだその使用が承認されていない薬があり、それをどうしても使いたければ保険外使用となるばかりでなく、その薬以外のその病気にかかわる、例えば検査や入院費用などもすべて保険ではおこなえなくなるというのが、混合診療です。そのため保険がきかない部分だけを保険外にして、あとは保険の使用を認めてほしいという要望が、主にがん患者からだされていました。

しかし、二〇〇四年十二月十五日、厚生労働大臣と規制改革担当大臣は、現在の特定療養制度を改善し、新しい枠組みをつくることに合意しました。その内容は以下に述べる三つを柱としたものです。

①国内未承認薬など

前述した（表3）ような、国内未承認薬、例えば抗がん剤について欧米では効果が認められ、その使用も認められているものを、わが国でも早く承認させるためのシステムをつくろうということになったのです。そのためには薬の安全性を確保して使用するために、治験の実施支援体制を整備し、薬事承認の優先審査などにより迅速な保険導入を図ることが求められています。その結果、結腸がん、直腸がんの抗がん剤のオキサリプラチンの保険診療との併用が可能になりました。

②必ずしも高度ではない先進技術

舌がん摘除後の形成手術、子宮筋腫の動脈塞栓療法、人工乳房を使う乳房再建手術、体外衝撃波膵石破砕術、腹腔鏡下小腸悪性腫瘍切除術などについても保険診療との併用が認められるようになりました。この混合診療は高度先進医療を含め、医療技術ごとに医療機関に求められる一定の医療水準の要件を設定し、実施を希望する医療機関の届け出によっておこなうことができます。

③制限回数を超える医療行為

回数に制限のある医療行為についても、適切なルールのもとに保険診療との併用が求められます。例えば、「ピロリ菌の除去」「腫瘍マーカー検査」「リハビリテーションの追加」などがこれに該当します。

将来的には保険導入のための評価をおこなう「保険導入検討医療」(仮称)と、保険導入を前提としない「患者選択同意医療」(仮称)とに再構成されるでしょう。前者には高度先進医療、必ずしも高度でない先進的医療技術、保険導入前の医薬品などを用いた診療などが含まれます。後者には従来選定医療に位置づけられていたもののうち、「快適性や利便性にかかわるもの」(個室などの差額ベッド代、予約診療など)、「制限回数を超える医療行為」などが含まれます。

7 カルテ開示

「自分のカルテの内容を知りたい」と思っている患者が七〇%にものぼることが、厚生労働省の「二〇〇二年受療行動調査」に示されました。

このようなアンケートでは「知りたいか」と聞けば、「知りたい」と答える人が多いと予想されますが、このなかで「ぜひ知りたい」という人は三九・一%、「病名、病状によっては知りたい」という人は三〇・一%で、合わせると七〇%弱ということになっています。知りたいと思う人は少し重い病気の人や、医師が本当のことを話してくれてないと疑っている人に多いと思われます。調査でも小病院にかかっている人より、大病院、特定機能病院（主に大学病院、国立がんセンターなど）の患者に「ぜひ知りたい」という割合が高かったことは、このことを示していると考えられます。

しかし、実際に「自ら要望して見せてもらったことがある」と答えた人は、外来、入院とも約九%にすぎなかったと報道されていました（日本経済新聞　二〇〇四年一月六日付）。しかし、この数字が少ないのは、そこまでしないでもだいたいわかっていると考えている人が多いからではないでしょうか。ということは、ある程度説明を受け、納得しているとも考えられます。別に病院側がカルテの開示を拒否していたわけではないと思うのですが、この記事をパッと読むと、開示しているのは一〇%にも満たないような印象を受けるかもしれません。看護協会所属の五十四万人の看護師が勤務する約六六〇〇の施設を対象とした調査では、患者の請求に基づくカルテ開示に関する規定をもつ病院は四九・二%でした。国立病院や日本赤十字、社会保険関係団体の病院では、いずれも八〇~九〇%台でした。これに対し、民間の医療法人や個人経営の病院で開示規定をもつ病院は三〇・

六％で取り組みが遅れていました。

前述の「患者の満足度」のところでもこの調査結果については紹介しましたが、「医師への質問のしやすさ」の満足度は五六・八％で、「それほど悪くないと思う」とあわせると、医師への不信より、「受けている治療について理解を深めたい」というところが本音と思われます。しかし、忙しいのにそこまでする時間がないというのが医療側の実情ではないかと思います。

二〇〇五年四月一日から個人情報保護法が施行され、患者本人の請求があれば医療機関はカルテのみならず、レセプト、検査結果などの個人情報を原則として開示しなければならなくなりました。原則というのは、開示すると患者本人の治療に重大な影響がある場合を除く、という例外があるからです。

開示が患者の権利として明確に位置づけられたので、例外を除き非開示は認められないことになりました。厚生労働省のガイドラインでは患者本人が亡くなった場合、遺族の開示請求も認めています。ガイドラインには強制力はありませんが、法的にも患者に有利になったと言われています。

では患者がひとりでカルテを見て、治療の内容などが深くわかるかというと、これは疑問です。カルテ開示では、担当医に予約をとって、カルテをみせてもらい、その内容を説明してもらわないと、わからないことが多いと思います。このことは電子カルテになっても変わらないと思います。なぜなら、内容が専門的であること、短い診察時間のために、診断、治療までの思考過程が必ずしもカルテに書かれておらず、検査項目や処方がいきなり書かれていることが多いからです。

個人情報保護法施行以前のことですが、「カルテのコピーをください」と言う人がいました。「カルテの内容を説明いたしますから○月○日においでください」と言うと「忙しいから、カルテのコピーだけください」と言われました。当時は訴訟目的であれば、証拠保全という手続きができたので、このようなやりかたには医療側で対応に慎重にならざるを得ませんでした。個人情報保護法施行以前、厚生労働省は患者や遺族から求められた場合、カルテを原則として開示しなければならないという指針をだしていました。しかし、この指針に法的強制力はありませんでした。日本医師会では「訴訟を前提とした請求に対しては開示原則の対象としない」としているため開示を拒否される例があり、厚生労働省と見解が異なりました。医療機関がカルテ開示を拒否できる場合として「第三者の利益を害する恐れがあるとき」と「患者本人の心身の状況を著しく損なう恐れがあるとき」を挙げています。このことは個人情報保護法が施行になっても変わらないのですが、権利を主張する患者とのあいだに紛争がおこることは避けられないでしょう。

コラム　カルテは見られるのか、見られないのか

ある主婦は五十代になったのを機会に、病院の人間ドックに行って診察してもらいました。自覚症状はなかったのですが、ご主人がそういう人間ほど隠れた病気を持っているものだ、と警告したからです。医師の対応はとてもよく、親切で説明もわかりやすく、診察の結果は、「どこも異常はありません」というものでした。しかし、この主婦は医師がカルテになにかを書き込んでいたことが気になってしかたがありません。「異常はない」と言っていて、本当はどこか悪いから書き込んだ。そう考えたのです。主婦はカルテの文字を一生懸命覗きましたが、外国語でよくわからず、なぜ日本語で書いてくれないのか疑問に思ったのです。

この女性は、医師に不信感を抱きましたが、結局後日、ご主人が病院に行って検査結果を再確認し、ほんとうに全く異常がなかったことがわかりました。すべては主婦の取り越し苦労だったわけです。

しかしこの事例から、カルテになにか書かれると非常に神経質になる患者がいるこ

とがわかりました。

現在はインフォームド・コンセントの時代ですから、がんの患者に、「とくに異常がない」と断言する医師はいないことを、患者は知っておくとよいでしょう。「異常がない」と言って、その人がほかの病院で「がん」と診断されれば、誤診で訴えられるからです。

カルテは医師が患者の診療を記録しているもので、医師法では五年間の保存義務があります。二〇〇三年五月に厚生労働省の検討会はカルテ開示のガイドラインをつくりました。それにより、患者本人がカルテを見せてもらいたいと請求した場合、開示することが義務づけられるようになりました。さらに、二〇〇五年四月の個人情報保護法により、基本的にカルテを開示することになりました。（九五ページ参照）

今後患者は自分の症状についてあれこれ悩んだり、また医師が外国語で書いているカルテを必死に覗きこむ必要もなくなります。

コラム

患者はカルテが読めません

それでは、カルテは見せてもらえばそれで情報が公開され、すべてが解決するのでしょうか。そうではありません。そもそも診療録であるカルテは、医師のメモ書きのようなもので、担当医師やほかの医療従事者が診療に支障のないように書かれていればよかった、というのが実状でした。

患者がカルテを見せてほしい、というのは最近の傾向ですので、それに対応して、必ずしも患者が読んでわかるように書かれているわけではありません。ドイツ語や英語で書かれていますし、省略語も多く、素人が見てもわかりません。

医師法第二四条には、医師は、診療をしたときは、遅滞なく診療に関する事項を診療録に記載しなければならない。また、五年間これを保存しなければならない。とは書かれていますが、素人の誰が読んでもわかるように書け、とは定めていません。

もし、それを望むなら、医師法の改正がおこなわれなくてはいけません。さらに、患者にわかるように医師が日本語で書くには、カルテの記述にいまの何倍もの時間を要するので、患者はより長時間待たされます。この問題をどう解決するかも考えなくてはいけません。

電子カルテを導入する医療機関も増えてきていますが、電子カルテに誰もがわかるように記述する場合、医師に課せられる時間をどこで確保するか、同様に考えなければなりません。

したがって、現在カルテのコピーを患者に渡す、あるいはカルテを貸し出すときに、医師が別途時間をとって、患者にわかるように説明することをおこなっている医療機関もあります。セカンド・オピニオンのためにカルテを見せてもらいたい、という患者のために、セカンド・オピニオン外来を設けている医療機関もあります。コピー代などの実費でおこなうところもありますが、時間がかかるので有料でやっているところも多くなっています。説明のため時間をとっている医師の医療サービスは健康保険の中でやるのか、保険外診療でやるかについては議論があります。これは相談なので有料にして、べつにセカンド・オピニオン外来を設けているところもあります。

たいへんていねいな医師の場合、紹介状を書いて、そこに手書きで患者の病歴や治療過程を書いてくれることがあります。しかし、大勢の患者のいる医院では、これは現実的に不可能です。別の時間帯を予約するのが適当です。

また、電子カルテにすることで、患者は文字が読みやすくなるでしょうが、やはり内容は専門的なので、医師の説明がいるでしょう。

8　インフォームド・コンセント

この標題の日本語訳は「説明と同意」(日本医師会)、「説明と理解」(医療法付則)、などです。この内容は医師が患者に病状、経過、検査内容、診断名、患者の状態を告げ、治療法、治療日数、治療にともなうリスク、治療成績、代替治療、予後、費用などについて説明し、治療についての自主的な同意あるいは拒否を得ること、そしてこれらの説明についての同意、拒否を確認のために書類などへ署名、捺印することです。

医師から「治療法にはAとBあるいはAとBを併用する方法があります。それぞれの治療法の患者にとっての利点と欠点はこれこれです。どちらかをお選びください」と言われても、患者はすぐには選べないと思います。患者の年齢、体力、希望なども考慮して「あなたの場合Bの治療法をおすすめします。その理由はこれこれです。私の家族でも同じBの方法を選びますよ」と言ってあげるのが親切と思いますが、人によっては医師がやりたい治療法に誘導していると思う人もいるかもしれません。説明はほんとうにむずかしいと思います。

患者の理解度には個人差がありますので、かみ砕いて、たとえ話を入れたりするのですが、要するにわかりやすい説明が求められます。

医師が医療は不確実であるという意味で、手術の危険性について「飛行機も落ちることがありますから」と言っても、患者は「飛行機と同じぐらい安全である」ととることがあります。

この場合、「手術で死亡する確率は、飛行機が落ちる確率よりずっと高い」と言うべきでしょう。

内容が理解できない成人や未成年、子どもの場合には患者の代行ができる人に同席してもらう必要があります。最近は子どもにも病気の治療に協力してもらうため、病棟保育士という専門職の人がいて、子どもの年齢にもよりますが、病気のことをわかりやすく説明したり、話相手になったり、退院後の生活指導をしたり、子どもが主体になるようになりつつあります。最近では子どもの治療を親が拒否することがあり、一種の虐待ではないかとまで言われています。これらの子どもたちの多くは障害児で、親の負担もたいへんなことが多いという話ですが、医療の進歩が招いている新たな問題とも言えます。

患者には医師に対する拒否権や診療の選択権と同意拒否権のみならず、同意後の撤回権などがあります。インフォームド・コンセントは外来、入院で検査、治療をおこなう前に必要になります。たとえば、心臓の負荷検査としてトレッドミル検査というのがありますが、承諾書には「検査中に狭心症や心筋梗塞をおこす危険があること、その場合、費用は患者持ちになる」という意味のことが書いてあります。また、ＣＴやＭＲＩ検査のとき、造影剤の使用が必要になる場合、造影剤ショックのリスクがあることを了解してもらってからおこないます。このような説明のために、入院している患者の家族には、通常、診療業務が終わった夕方や夜に病院に来ていただき、一〜二時間説明するところが多いと思います。なるべく話を聞いておいたほうがよいと家族が思われる人に来ていただきます。診断がついたときや手術前の説明にはその人たちに集まっていただきますが、以後はお互いに窓口になる人を決めておくのがよいと思います。この説明のときに来ないで、突然、親戚の人が「病状はどうか」と聞いてくるのは困ります。なぜなら、一〜二時間の説明時間を何回もとることはできないからです。説明のときに来られなかった人には、集まった方々から説明してほしいとあらかじめ話しておきます。お互いになにかあれば、必ず窓口の人を通じて連絡をすることにしたのですから。

このような説明の機会をつくり、充分な時間をとって前述のような内容の説明をし、患者側と医療側の心ある対話を通じて、最終的には両者の信頼関係を築くことが大切なのです。しかし、このようにして信頼関係を築いたと思っても、結果が悪ければこの関係もたちまち崩れるというもろいところがあります。医療側はこのことを充分わかって説明することが必要ですし、患者にも医療は残念ながら完全でなく、あらゆる病気を治せるわけではないことを知っていただくように努力しているはずです。

とくにがんの場合、早期に手術をしても再発しないという保証はできないことは、有名人のがんの報道でもおわかりでしょう。要するに、医療は不確実な要素が多いということを充分理解してもらう必要があります。しかし、いまの医療で治らないものはないと思っている人にとっては、なかなか理解してもらえないことがあります。

コラム

患者の医師に対する信頼曲線

どんなに信頼している医師にめぐりあっても、手術というような生命にかかわる場面に直面すると、患者の信頼が揺らぐことがあります。かつては、手術前、患者は不安と恐怖にひたすら耐えなくてはなりませんでした。インフォームド・コンセント（IC）という習慣がなかったせいです。このようなことは、望ましいことではないのです。

現代では、患者は手術の前に医師からきちんと説明を受けます。インフォームド・コンセントが常識となっているからです。したがって、図3の患者の医師に対する信頼曲線のように、初診、検査から診断までは不安に思うあまり、医師に対して充分に信頼ができないでいます。しかし、結果がでて手術が必要なことや、病状、手術の危険度が示され、インフォームド・コンセントがおこなわれると安心感が生まれます。Aの患者は手術に対して必要以上の恐怖感を持つこともなく、医師を信頼した状態で手術に望むことになります。結果が良好の場合はA線のように、回復の過程で、医師への信頼はますます高まるでしょう。

「よい先生に治療していただいた」

このような感謝の言葉に代表されるケースです。

A線は、手術が成功した場合です。このとき、患者は命が助かったことや、それまでの身体的苦痛から解放された喜びから、医師に対する信頼を急速に高めます。医療行為としては、たいへんにうまくいったときの場合です。

しかし、手術には危険がつきものなので、完治に至らないときもあります。BとCの患者は、危険度の高い手術で完治しない可能性を知り、心配しますが手術を受けます。

B線は、患者がリスクを充分に理解していて、望ましい結果に至らなくとも、医師が最善を尽くしたと認識したケースです。リスクにともなう不安から、医師に対する信頼は初め高くないのですが、しだいに医師をはじめ医療従事者の尽力を理解して、今後の治療に我が身を託そうと信頼を回復していく場合です。

最も困難なのはC線で、インフォームド・コンセントは受けても、手術が失敗に終わり、一挙に医師および医療従事者に対する信頼が失われる場合です。B線にならなかったのは、信頼関係が充分築けなかったことのあらわれです。

患者は時に、医師と自分との信頼関係が

どうであるか、客観的に見つめることが必要です。自分はこの医師と患者の信頼曲線の中では、どの場面にいるのか。そのように客観的になることで、冷静に自分の感情と向き合うこともできるからです。

さらに、診断の前に患者として医師に対する信頼がもっとも揺らぐことがあることもわかります。そして、それがわりあい普通の感情であることも理解できます。

また医師をとりまく医療従事者は、この曲線を見て、患者と医師の感情的なつながりがどうであるか、おおまかにつかむことが大切です。もちろん医師は、曲線が右下がりになることを極力さけなければなりません。

図3　患者の医師に対する信頼曲線

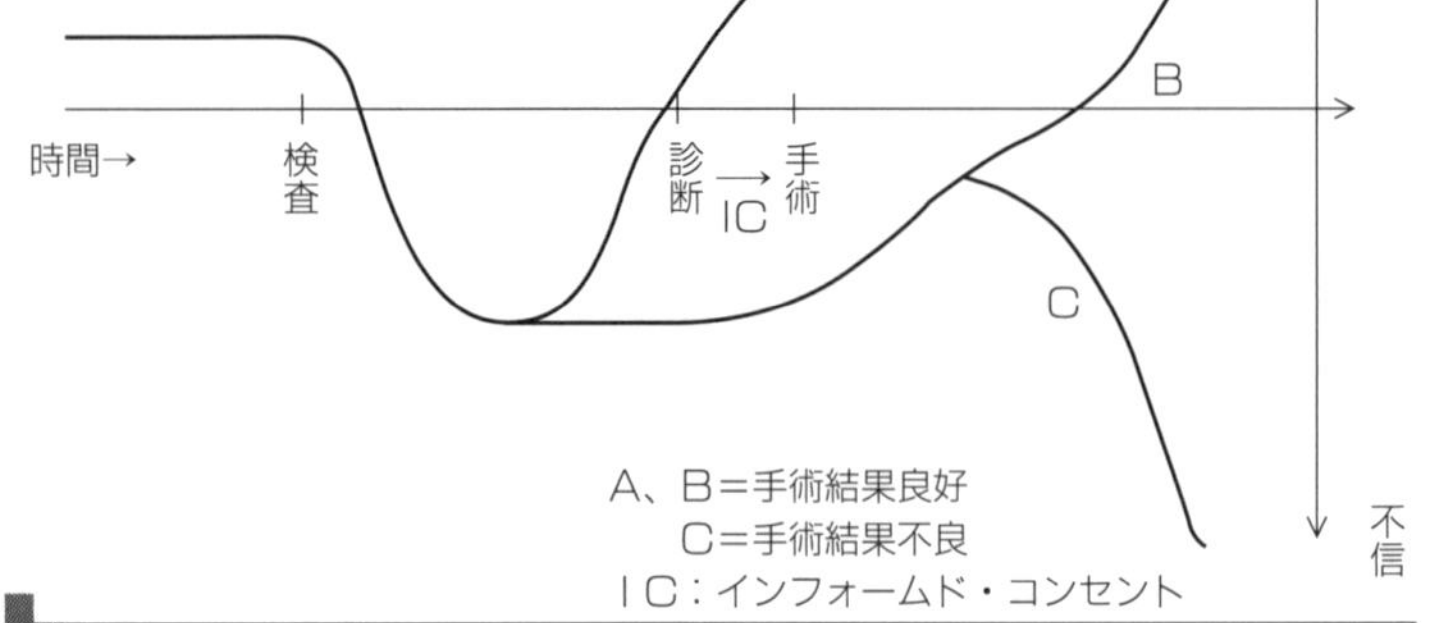

9 セカンド・オピニオン

セカンド・オピニオンは一九八〇年代にアメリカで提唱されたと言われています。内容はひとつの医療機関、あるいは医師（第一の医師）から言われた診断や治療方針に疑問をもつ患者が、その医師の了解のもと公開された診療情報をもとにほかの医師（第二の医師）の意見を求めることです。

セカンド・オピニオンがもとめられるのは、

○診断がつかない場合

○標準的治療が確立されていないので、その選択に専門家で意見が分かれる場合

○そのほか第一の医師の説明に納得がいかない場合

などのときが多いと思います。

たとえば、治療のために手術がほんとうに必要なのか、あるいは治療中であるが治りが悪く、このまま治療を続けていてよいのかなど、対象はかなり広くなります。セカンド・オピニオンで納得がいかないときには、サード・オピニオンも必要になるでしょう。

このような傾向が話題になることを医師は、医療不信の現れと考えるのではなく、とくにがんの治療方針などについては、ほかの医療機関、あるいは医師の意見が聞きたくなる気持ちを理解してあげることが必要です。そのため患者が希望すれば自信のある医師は気持ちよく紹介状を書いて、別の医師の意見をきくことに抵抗しないと思います。このことで紹介した医師の信用も得られますし、医療過誤や訴訟を防ぐことにもなります。

セカンド・オピニオンを推進させる会（神奈川県茅ヶ崎市）ではセカンド・オピニオンを受ける条件として、

①主治医の治療方針について判断できずに迷っている

②主治医から検査データを借りられる

の二つを満たしていることとしています。この条件を満たした人はわずか四～五％で、そのほかは主治医の説明が充分でなかったり、いい医師を紹介してほしいというものでした。セカンド・オピニオンを受けた三百人余のなかで、医師の意見が異なったのは約一〇％、誤診が一・七％で、九〇％は主治医とセカンド・オピニオンの医師が同じ意見でした。意見が同じであることを確認できたことで、主治医に対する信頼度が以前より強まり、治療に取り組む姿勢が積極的になった人が多かったということです。

セカンド・オピニオンは、もちろん、方向としてはよいのですが、これを受ける医師、医療施設では予約診療でない限り、忙しい診療の間にこのような患者が急に入って一時間も説明にとられると、ほかの患者を待たせることになり歓迎していません。診察よりもセカンド・オピニオンの説明のほうに時間をとられるからです。情報や判断は社会通念として本来無料ではありません。そのため、セカンド・オピニオン外来のような特別枠をつくって対応するところもでてきています。また、このようないわば相談をいまの保険制度のなかでやるのかについても議論が始まったところです。つまり、保険診療ですと初診料（二七四〇円）しか請求できませんので、弁護士と同じように三〇分いくらというように、自費でやるところもあります。セカンド・オピニオンで受診した代理人が会計で「今日は本人が来ていないし、話だけで診察していないので払わないでいいのではないか」と言ったという話もありました。日本人は薬のように物に対してはお金を払うが、説明や判断のような無形な物には支払いたくないという国民性があるのでしょうか。そうは思いたくはありません。占いには払っているではありませんか。個人的にはこのようなセカンド・オピニオンは、保険制度の趣旨、医療機関の財政状況を考えたら保険外の扱いでもよいと思っています。

コラム 患者が感じるセカンド・オピニオン

ある年の始め、私は初詣にたくさんの神社を参拝しました。ふだん神社めぐりなど、全く興味を示さなかった私がです。その年に、仕事上でひとつの重要な決断をせまられていました。

どの神社に行っても、私は神妙におみくじを引きました。ただ何気なく引くのではなく、心から念じておみくじの箱を振ったのです。ところが、どうしたことか、出てきたのは吉ばかりでした。それまでは気にも止めてなかったのですが、吉は、大吉、中吉、小吉の下にあり、かろうじて凶ではない、という札です。

おみくじの仕事の欄には、「すぐには叶いませんが、慎重にすれば先行きよいでしょう」などと、書いてあります。

私は内心、それでは困るのよ。そういう想いで、ますます遠方の神社まで出向いて、おみくじを引きました。そして、五百円の高級おみくじ（そのおみくじは、木彫の鹿がくわえているのです）が中吉だったのが最高で、とうとう大吉は出ませんでした。

私の神社参りは失敗に終わりました。私が望んでいた結果は、ただひとつ大吉だったのですが、それは出なかったからです。

この心境は、医師の告知を受ける患者の心境と似たところがあります。

あるがん患者が、医師から告知をされました。

「完全にがんを取り除くことは不可能です」

この告知に対してまだ四十歳の患者は、怒りをこめて、

「セカンド・オピニオンを求めたいのですが」

こう申し出ます。医師の診断はまちがっているに違いない。そんなはずではない、という心境からでした。

そして、次の病院でも同じ結果を医師から告知されます。この患者は、この段階で観念しましたが、どんな人でも自分の命の限りを日数で示されて、簡単に受け入れられるはずがありません。実際には、サード・オピニオンそしてそれ以上を求める患者はいるでしょう。別の病院に行ったら、

「病状はまだ軽い、がんは治りますよ」と言われるのではないか。患者はこういう心理状態になるものです。結果としてその患者は次々病院を変え、ドクター・ショッピングをおこないました、誰でも大吉を求めてそうなる可能性があるのです。

何回医師から事態の深刻さを告げられても、患者が聴きたいのは、ただひとことです。

「大丈夫。治ります」

そして、そのひと言を聴けない患者が大勢いるのです。毎年、がんで死亡する人は、およそ三〇万人です。

私の神社めぐりに歯止めをかけたのは、鹿がくわえたおみくじでしたが、こういう患者をどの医師かが、きちんと受け止めて

いかないといけないのです。

「セカンド・オピニオンというシステムがあります」

と口で言うだけでは、患者の心境の解決にはならないのです。患者の不安と病気そのものの両者を受け止める医師が必要とされるのです。

コラム セカンド・オピニオンに必要なこと

セカンド・オピニオンを知っていますか、とたずねると、国民の七二・七%が知らないと答えました。患者では六六・九%が知らないと答えました。

また、主治医以外の医師に相談したいか、については、思うが六二・二%。

患者に別の医師を快くすすめるという医師は、全体の五五・二%でした。

セカンド・オピニオンは、医療関係者の間では常識になっていますが、一般にはまだ周知されていないようです。

第一生命経済研究所の二〇〇四年十月の調査によると、「セカンド・オピニオンを聞いてみたい」という人が八割います。しかし、「実際にはできない」と答えた人が四割以上いることがわかりました。

理由は、もっとも多かったものが、「主治医に悪くて言えない」というものでした。これは、全国の四十歳から六十九歳の男女八八二人に聞いたもので、医師に遠慮していることがわかります。

セカンド・オピニオンを聞きたい場合は、勇気をもって主治医に言わなければなりません。また、そのときに現在までの検査結果など医療情報も合わせて提供してもらうようにしないといけません。図4は、医師の持つ診療情報の量をえんぴつで表したものです。これを情報のえんぴつと呼びます。

患者が主治医のもつ診療情報をセカンド・オピニオンの医師に充分渡さなかったときには、その情報のえんぴつは極端に短くなります。本当は主治医のえんぴつと同じく、もしくは、セカンド・オピニオンまでの時間の経過を考えると、さらに長い情報のえんぴつを握ってもよいのに、です。

図4　医師の情報のえんぴつ

①主治医の情報のえんぴつ

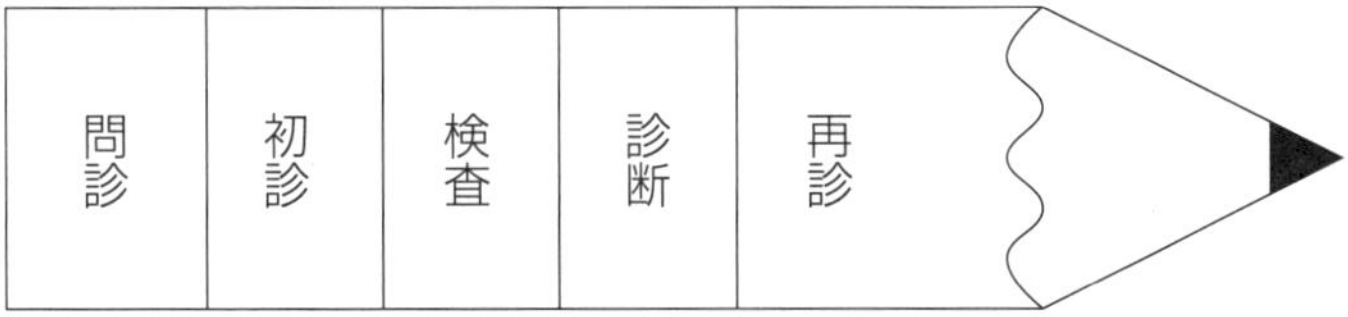

②セカンド・オピニオンの医師の情報のえんぴつ

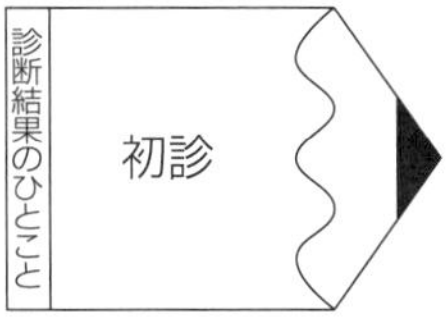

10　医師による説明の理解の仕方

医師の説明を理解するためには、自分の病気についてある程度の予備知識があったほうがよいのは確かです。

患者に専門的なことをわかりやすく説明して理解してもらうにはどのように話すかは医師の側の問題ですが、医師の説明はわかりにくいものと始めから思って予備知識をもつことをすすめます。医師によって手術の危険性やがんであることを、ずばり言う人とソフトに言う人がいます。どちらがよいかは内容によっても違いますし、受け取る患者の性格によっても違うので一概には言えません。

説明の仕方は医師の知識、経験に基づいています。したがって、A、B二人の医師が同じようなことを言っても、若干ニュアンスが異なることもあり、違ったことを言っていると思う人もいるでしょう。言っていることに科学的証拠（エビデンス）があり、世界的に認められていることであれば、どの医師も同じような説明をし、質問に対しても同じ答えが返ってくるはずです。一番むずかしいのは治療法の成績の比較です。治療成績はその人がどういう病期（病気の重症度）にあるか、年齢、全身状態などの背景を分析して比較しなければならないので、比較の基準が国際的に決められていないと、国際的な比較は困難です。しかもあくまで統計的なことなので患者の希望、合併症、ＱＯＬ等を考えると、かならずしも標準的な治療ができるとは限りません。あくまでも参考です。そこで医師の経験、人生哲学などが入ってくる可能性があります。患者の気持ちがわからないのは、医師の資質や感性の問題なので医学部に入る以前の問題でもあります。多くの患者に接しても適切な感性が生まれてこないこともあり、機会をあたえ教育する必要はあるでしょう。どのような経験をして現在に至っているかが問題です。

とくに、がんの場合、どこの部位のがんかによっても治療法が異なります。四十年前の原作「白い巨塔」の中の財前外科医の発言のように「手術しかない」のか、手術、放射線、抗がん剤を組み合わせるのか、については自分でも情報を集めてみるのがよいと思います。

インターネットで調べるのもよいですが、がんセンターや医学情報センターでも資料が入手できるはずです。（付録一五八ページ参照）

手術単独、放射線単独の治療効果、抗がん剤を入れた場合の放射線との併用療法の治癒率、手術と放射線、手術、放射線、抗がん剤の三者併用の病期別の治癒率などの比較資料があれば参考になります。通常、治療成績は五年生存率で示されます。

抗がん剤のみを用いる治療のときに注意しなければならないのは、すでに述べたように奏効率が何％という数字です。奏効率はある期間腫瘍が消失した割合と腫瘍が五〇％以上縮小した割合とを合わせているのが普通です。医師が患者に五〇％の効果があるという場合は一見効果がありそうですが、これは奏効率五〇％という意味で、内容はたとえば腫瘍が消失するのが二〇％ぐらいで、縮小するのが三〇％という意味です。こう言われると、ほかに方法がなければともかく、抗がん剤単独では一般的には有効と思わないのが普通です。どうしたら有効な二〇％に入れるかわかっていればこういう話にはならないのです。抗がん剤単独の効果は大体このように限られているものが多いと考えられます。効果のわりに副作用が強いことも欠点ですので、よく説明を聞き、場合によってはセカンド・オピニオンをもとめることです。アメリカには腫瘍内科医という抗がん剤専門医がいますが、日本にはまだ少ないのです。ただむずかしいのは手術を専門にする外科医は抗がん剤のことは専門でなく、腫瘍内科の専門医は手術のことは充分わかっていないこともあります。そのため手術が適応でない人や希望しない人は腫瘍内科で治療するということになりがちです。治療前に一人ひとりにどの方法がよいか治療計画をたて、そのなかでの腫瘍内科医、外科医、放射線科医それぞれの役割分担を決めてもらえるとよいと思います。

テレビで話題になった「白い巨塔」は四十年前の原作に基づいているので、大学の状況も治療の説明の仕方も現在とは大きく違っています。たとえばがんの告知についても、いまとは当然違うのですが、すい臓がんと胃がんの二重がんの若い女性に「手術をすれば完全になおる」と断言しています。この背景には早期のすい臓がんの手術の経験を積みたいという外科医の思いも入っていたようです。がんの予後は進行度、臓器によって異なり、とくに若い人で、すい臓がんであれば、それだけでも予後はほかのがんに比べても悪いのに、ましてや胃がんとの二重がんであればそう簡単に完治を保証することなどはできないはずです。しかし、このドラマでは「このように言わなければ患者は手術を承諾しないし、手術をしなければ助からないのだから」という論理で患者に言ったのだと主人公に語らせています。

いまでは、病名がわかればインターネットですぐ調べられます。医師の説明の曖昧さはすぐわかってしまいます。がんの告知については真実を告げるべきだという理由からすべての患者に告知する医師と、必ずしも状況によっては告知しない医師がいます。後者の医師は患者の性格やがんの進行度を考えて決断すると言います。前者は主に若手の医師に、後者は年配の医師に多い傾向があると思います。告知の仕方もいろいろあるでしょう。事実とは言え、ぶっきらぼうに、率直に伝えるやり方はむしろ恨みをかうことがあります。はっきりがんということばを使わず「悪性なのでよく調べましょう」と言うこともあります。この言い方は私も使いますが、がんを患者に予想させるのでいきなりがんと言うよりショックの少ない方法だと思っています。悪性ということで患者は次にがんと言われることを前もって知り、心構えができることになります。

最近、あるがんセンターでの告知の場面をテレビで見ました。そこでは手術はできない末期がんであること、さらに余命の期間まで若い医師が告知していました。治療法の選択についても副作用のある抗がん剤治療を受けるか、緩和治療という疼痛に対する治療を主体にした治療法を選ぶかを尋ねていました。帰宅して家族から抗がん剤治療に賭けてみたらどうかと説得されたのでしょう。患者は治療を受けることになったのですが、数カ月で亡くなってしまいました。

幸いあまり副作用はなかったようですが、家族は治療をすすめたことがほんとうによかったのか後悔しているということでした。この場面を見て、私は患者が自分で納得し治療法を選択したのであればよいのですが、家族の手前、緩和治療を選ぶことができにくかったのではなかったかと思いました。

別の話ですが、医師は高血圧の患者に「降圧薬を飲まないと脳卒中になる危険が高い」と説明することがあります。しかし、最高血圧一六〇以上の人で五年間降圧薬を飲んだ人では二％の人に脳卒中がおきたのに対し、飲まなかった人では三％で、一％しか違わなかったというデータが公表されました。このデータからその個人の脳卒中が予防できるかどうかについてはわからないということが報道されました。（読売新聞社　二〇〇三年九月二十四日付）

したがって、薬を飲まないと脳卒中になるかのような説明の仕方には問題があるというのです。あくまでも統計ですので、高血圧の三千万人の国民のことを考えると、降圧薬を飲んでいれば三〇万人を救うことにはなりますが、その特定の患者が脳卒中になる可能性が高いとは言えません。

降圧薬についても統計的な話ですが、血圧の低い人のほうが脳卒中になりにくいということです。また、脳卒中は正常血圧の人がなりやすいとされているのは、恐らく血圧が急に高くなることがあるためで、もし薬をすすめるなら「薬でこれを予防することが期待できるかもしれない」というように説明して、降圧薬を飲むかどうかを患者に選択させるのがよいと思います。しかし、降圧薬を飲んでいても急に血圧が上昇することはあり得ますので、一〇〇%脳卒中を予防できるわけではないことを知っておく必要があります。

また、次のような記事もありました。それは半年位前から計算や文章を読むことができない高次脳機能障害の人に医師が「治療は無駄だ」と言ってしまったという記事です。(毎日新聞 二〇〇三年八月十九日付)その後、この人は別の医師により説明を受け、言語聴覚士や理学療法士によるリハビリテーションで訓練することになり、さらに臨床心理士からも説明を受け障害の状態を自覚したとのことです。

高次脳機能障害の人に「治療は無駄」と言ってしまったのは、リハビリテーションにより回復する可能性や脳の可塑性について知らないか、信じていなかったためと思われます。自分の専門外のことについて古い知識で答えてしまった例だと思います。もちろん、障害が発生してから時間がたったものについては回復が期待できないということがあるかもしれませんが、障害の程度、部位、個人や周囲のリハビリに対する熱意によっても差があると思います。ですから、簡単に医師の知識不足と断定はできませんが、自分の専門でないと思ったら、専門家を紹介すべきでしょう。このようなことを感じたらセカンド・オピニオンをすすめるのがよいでしょう。

コラム 患者のタイプを観察する

患者には次のようなタイプの人がいます。

①基本的に医師を信頼している
②医師に疑問をもっている
③医師のことはあまり深く考えない
④自分で判断したい

それぞれのタイプの患者は、どのように医師の治療を受けるでしょうか。①の患者は医師を信頼しているので、治療は医師にまかせます。医療の現場では、かつてはこのような人が大半でしたので、おまかせ医療が蔓延していたとも言えます。

②の患者は、やや不満をもっています。しかし、このタイプの患者は、それでも治療を受け続ける人、治療を辞めてほかの医師に変える人の二つのケースにすすむことが考えられます。治療を受け続ける患者は、自分でどうしたらいいか判断がつきません。二番目の医師の説明によって、疑問が解決する場合もあります。しかし、完全に理解できないと、結局そのまま医師にまかせる、ということになります。

③のように、ふだんからたいして考えていない患者は、医師にまかせます。

④の自分で判断したい患者は、よく医師の説明を聞こうとして、結果として医師と相互に信頼関係を築くことができます。

このように、患者の中には、おまかせ医

療を欲する人と、医師と相談しながら、自分で判断しようとする自立する患者の双方が存在しています。もっとも円滑に医療をおこなうためには、現代ではおまかせ医療ではなく、おまかせしない自立した患者が望まれます。医療を提供する人と受ける人の協力関係によって医療が円滑におこなわれるからです。

病院や診療所に行ったときには、自分はどのタイプの患者であるか、一度考えてみるのもよいでしょう。

コラム

医師の説明VS患者の理解

医師の説明はわかりやすい、という人が国民全体で七〇・九%、患者では八八・九%。それに対して医師の予想は、八四・四%でした。医師の予想を超えて、患者のおよそ九割が、医師の説明はわかりやすい、と思っています。問題は残り一〇%強の医師の説明がわかりにくい、という人々です。わかりにくいという理由の主なものは、「説明が不十分である」というものですので、この問題について考察してみます。

説明が不十分である、という表現は漠然としています。それを具体化して、患者はどのように不満に思い、また医師はどうしてそのような説明をしたか、例をあげてみましょう。

表4　医師の説明と患者の理解のギャップ

不十分な説明の中味	患者の想い	医師の想い
①説明が短い	時間をかけていない	時間がない
②説明が長い	結局何を言っているのかわからない	ていねいに言った
③説明が一方的	途中で口をはさめない	問題はなかった
④説明後質問できない	どう質問していいかわからない	納得してもらった
⑤説明が高圧的	命令口調だ	不安にさせぬようにした
⑥説明がされなかった	重病かもしれない	何の病気かまだわからない
⑦悪い結果を説明した	別の医師なら助けてくれるかもしれない	情報を開示した
⑧専門用語が多い	意味がわからない	正確に伝えている
⑨説明が一回だった	家族それぞれに話してほしい	時間がない
⑩説明が不親切	傷つくひと言を言われた	悪気はなかった

医師が適切な説明をしたと思っても、患者がこの表のように誤解をすることがあります。病気を治す、という共通の目的のためには、医師の説明が不十分であると感じたならばその旨を伝えて、誤解を解くことが必要です。

7章　医療の質と医学教育

1　医療の質の評価

(1) 医療の質向上のためのアンケート調査

病院の評価が新聞社によっておこなわれました。(日本経済新聞　二〇〇三年十二月二十二日付) 調査は二〇〇三年十一月上旬から十二月上旬にかけて全国の二〇〇床以上の病院一九八六病院の院長を対象にアンケート調査をおこない、六三〇病院から得られた有効回答が分析されました。

内訳は国公立二二九 (三六・三%)、民間二一九 (三四・八%)。日赤、済生会など一二八 (二〇・三%)、大学付属五四 (八・六%) となっています。質問と答えは表のとおりです。

質問①　人材配置

回答

看護師一人で患者二人以下の施設　八三・二%

夜間看護師一人で患者十八人の施設　一六・四％
二十四時間対応の救急医療で内科医、外科医、小児科医がそれぞれ一人以上の施設
　　三二・三％
麻酔科医の常勤がいない　一七・六％
放射線科専門医がいない　二七・六％
病理医（註）の常勤がいない　四二・六％
註　病理医は各臨床科から出された組織の顕微鏡診断をおこなう医師。

質問② チーム医療

回答
院内感染防止委員会がある　九一・九％
治療計画表（クリニカルパス）がすべての診療科で導入されている　二九・八％
半数以上の診療科で導入　三四・六％
一部の診療科で導入　二三・五％

質問③ 評価機構

回答

医療の質を高めるための専門組織の設置が院内にある　三六・三％
安全管理組織に専任担当者がいる　二四・七％
評価指標を設けている　約三〇％
医療事故調査委員会に外部の第三者が入っているか。
　入っていないが検討中　約三八％
　入っておらず予定もない　約二六％
カルテ管理の専任職員（病歴士）がいる　六六・八％
電子カルテを導入している　約一二％

このように夜間看護師の不足、救急体制、とくに小児救急体制の不備、麻酔科医、放射線科医、病理医などの専門医が不足している実態が明らかにされました。また医療の質を高めるための専門組織の設置率やカルテ管理の専任職員が少ないことも明らかになりました。しかし、専任者で構成される安全管理組織は九七・七％に、院内感染対策委員会も九八・九％に設置されています。

結論としてはまだ全体に職員が少ないということになりますが、人件費の総額からみてどの病院も人員の削減に目が向いており、増員は考えられない経営状態なのです。医療の安全性を高めるには各部門に専門職の人を増やさねばならないので、不備が指摘されても簡単に増員できる状況にありません。

医療の質を高めるためには当然、マンパワーも必要ですが、医療従事者、とくに医師の質を高めることが必要です。医師の質については専門医制度が各診療科でおこなわれていること、学会の決めた規則に違反した医師を学会が除名している産婦人科学会のように、自浄作用もみられることなどにより改善されつつあります

また、泌尿器科で副腎腫瘍を摘出する腹腔鏡手術後に死亡した例について内視鏡専門医らでつくる日本ＥＥ学会が手術時のビデオ記録を鑑定しミスを指摘したため、ミスを否定していた病院が一転してミスを認めた報道がありました。

日本医師会でも診療報酬の不正請求や悪質な医療事故を繰り返す、いわゆるリピーターを除名する方針を固めたと公表しました。日本医師会は各都道府県医師会などに対し、医師の処分を検討する「自浄作用活性化委員会」の設置を求めることとしました。産婦人科学会も医療過誤を繰り返すリピーター医師に対し、除名や指導する特別研修をおこなうなどとした再発防止策をまとめました。

従来はこのような処分は医道審議会でおこなわれていましたが、学会単位でこのような

医師の質をあげるために自浄作用がおこなわれるようになってきたことはよい兆候です。

裁判での鑑定人の推薦についても、最高裁から依頼されて学会が鑑定人を推薦する仕組みがかなりできてきています。従来、鑑定人探しに時間がかかり、裁判が長期化するひとつの要因になっていましたが、この仕組みが円滑にゆくと裁判期間の短縮に貢献することと思います。東京のように大学病院の多いところでは、複数の鑑定人を一堂に集めて、討論してもらうラウンドテーブル方式も取り入れられています。この方式では鑑定人の負担も少なくなるばかりでなく、複数の鑑定人の意見が反映され、ひとりの意見を採用するよりも妥当性のある意見を採用できるメリットがあります。

病院の評価がよく報道されていますが、通常、管理・運営体制についてのもので、この項目のはじめに示したような体制ができているかいないかについての評価です。手術の治療成績などの単純な比較がむずかしいのは、疾患の重症度が病院により違うからです。むずかしい状態の病気ばかり手術している施設の成績を軽症例ばかりのところと比較してもあまり意味がないのです。

医療の質を平均的に上げるために、一般の医師にもわかりやすい診断、治療のガイドラインの作成が各診療科の学会や厚生労働省の研究班を中心におこなわれています。ガイドラインには、患者の個人差の問題、個人の特性に合わせた治療（テーラーメイドの治療）など、標準治療以外の治療行為を制限しない作り方が必要です。また、医療の質は医師の技術、経験の差によっても生じるので、誰がおこなっても医療費が同じというのでは専門医制度の存在価値が低くなります。我が国ではいまのところ専門医になっても経済的メリットは全くありません。専門医の意欲がなくならなければよいがと心配しています。

コラム

病院嫌い、医者嫌いの理由《わけ》

「私は絶対に医者にはかかりません」、または「うちの家族は、病院には決して行きません」と明言する人がいます。その人たちの意思は固く、容易に曲げようとはしません。頑固さに驚かされることもしばしばです。

それではこれほどまで病院や医療従事者をかたくなに拒絶するようになった理由は、何なのでしょうか。

①誤診で自分は死にかけた

生後十カ月のとき、両親が病院に連れていくと、「風邪です」と誤診された男性がいます。あまり苦しんでいるので別の病院で診察を受けたところ、重い心臓病だとわかり、即手術を受け一命をとりとめました。もし、あのまま風邪薬だけで放置されていたら死んでいたということです。以来、この男性は病院には絶対に行きません。十カ月であの世行きだった、というのがかたくなに拒む理由です。

自分が死にかけなくても、家族や親しい人がそういう目にあったために、医療不信になった人もあります。

②医療ミスのニュースで怖くなった

二十八歳の女性は、最近のニュースや新聞等で医療事故を見ているうちに、自分の命を守るために、病院には行かないと決めたと言います。ニュースを見ていると、ご主人も病院は危ない、と言うそうです。この女性に言わせれば、医療ミスは連日連夜、日本のどこかで必ず起こっていて、怖いとのことです。

③薬恐怖症です

四十一歳の男性ビジネスマンは、風邪で高熱が出ても、自分は医者にも病院にも一度もかかったことはないし、薬を飲んだこともない、と自慢しています。風邪といえども一歩間違えば、命にかかわるので、話を聞いていて私は素人ながら、ハラハラします。しかし、ご本人は、風邪薬で死亡した人のニュースを子どものころ聞いて、それ以来、薬恐怖症になったとのことです。

この人は、薬は害だ、と信じて疑いません。それでは、薬により、具合がよくなったり、命が助かった人のことをどう位置づけているのでしょう。しかし、このような冷静かつ客観的な議論は、この人とはできません。薬は体に毒である、ということを信じきっているからです。

④体を他人にまかせられない

ある家族は、自分や家族の体を他人にまかせることはできない、という理由で医師に診てもらったことは一度もない、と言います。かつてその家の子どもは幼稚園のとき、犬に咬まれて病院に行きました。しかし医者が横柄な態度で、いかにも面倒臭いという様子で治療したので、医療機関に不信を抱いたのが、きっかけでした。

このように、病院嫌い、医師嫌いになった理由は、体験的であったり、マスコミ報道によるもの、あるいは誤った情報を信じきっているなど、様々です。

この人たちは、いまのところ健康ですから、これでも大丈夫です。しかし、急病になったら、どうなってしまうのでしょう。医学は発達しているのに、手遅れでした、という患者を出さないためにも、医療従事者は常に患者の対応とコミュニケーションに心をくばる必要があります。また私たちは病気になるときのことも考えて、医療を冷静に受け止める姿勢が大切です。

コラム

「患者のせいにしないでください」

以前入院して点滴を受けていた女子中学生は、こう訴えています。

いつも、点滴でチクリとする痛みには慣れていました。でも、あるとき、先生は何回も点滴の針を刺そうとして、失敗しました。それなのに、自分のミスだと認めないで、しまいには「あなたの血管はずいぶん細いですね」と、わたしのせいにしたのです。いままで、いつも一回で済んでいたのに、とても不快でした。

　点滴の針や採血の針がスムーズに入らないときには、寒さのせいで血管が収縮していることも考えられます。医師はそのコンディションを充分に見て、その部分を暖かいタオルで暖めるなどして血管を拡張させてから注射針を刺す、などの配慮が必要です。それを、訓練されているのですが、臨床の現場で、患者に血管が細過ぎるというようなことを言うのは、よくないでしょう。患者のせいではなく、これは医師の言いわけです。

「患者さんの血管が細過ぎて」、これでは、患者は不安に思います。

　患者は医師の未熟さを患者のせいにされたくないのです。

(2) 手術例数と医療の質と医療費

患者に対する情報として治療成績の提供が求められています。しかし、実際は新聞、雑誌で病院ランキングとして出されているのは、手術例数の多い施設の名前のみです。治療成績の公表は報告の基準をきめて出す必要があります。それぞれの施設が独自の基準でおこなうとほかの施設のものとの比較ができませんので意味がありません。簡単に治療成績と言いますが、病気によって評価法が異なりますので、病気ごとの評価法が必要になります。

たとえば、がんの場合、治療後三年、五年、十年後の生存率を出しますが、成績は年齢、部位、重症度（ステージ）などによって分けて出しますので、評価するためにはかなりの患者数が必要です。そう簡単に治癒率は何%とは出せません。また成績をよくするには経験を積む必要がありますが、どの手術では何例手術すれば成績がよくなるかについてはいろいろな要素が入りますので簡単には言えません。

厚生労働省は二〇〇二年に一一〇種類に分類した手術ごとに、一病院が一年間に手がける基準数（施設基準）を決め、これ以上の手術をおこなわないと診療報酬を三〇%カットする制度にふみきりました。過去一年間この基準数を満たしていないと三〇%カットされることになっていました。これらの手術のなかには心臓のバイパス手術は年間一〇〇例、角膜移植は一〇例などと決められています。

厚生労働省は「手術を特定の病院に集中させ、医療の質を向上させる制度」と言っていますが、医師からは単なる医療費削減策と批判されました。

この制度はその病院が何例の手術をやっているかという情報がとれるという点で、患者のニーズに一部マッチしていますが、多くの問題も浮き彫りにしました。これらは、

①年によって変わる手術数によって診療報酬を決めるのはどうか。

②例数の多い施設でも一人の術者がやっているとは限らない。専門医が若い医師を指導している手術もある。

③もし、経験豊富な医師が別の病院に移動になったとき、移った病院で過去一年に基準数を満たしていないと、同じ人が手術してもその病院では三〇％手術料がカットされる。したがって手術例数を施設単位でなく医師単位で評価すべきではないか。このように私の心配していることが現実に起こってしまいました。二〇〇五年三月二十八日付の新聞で、佐世保市立病院で心臓手術の実績がないのに、新たに赴任してきた医師の前任地の病院での実績が一七三件申請されていたことが明らかにされました。

④何例手術すれば明確な技術の差が出るとしているのかの根拠に乏しい。

⑤手術の基準数を満たさない病院が不採算を理由にその手術をやめると、そのため患者を遠方の病院に回すことになるとしたら、地域の患者にとってよいことであろうか。

⑥基準数を満たすために不必要な手術をやることはないだろうか。

⑦技術料を評価するためなら、もとの診療報酬点数に加算するべきで、減額するのは医療費削減以外のなにものでもない。

等の問題点が出されました。

その結果、二〇〇四年の医療法改定で施設手術数が足りなくても経験十年以上の医師がおこなう場合には手術料の減額なしとし、基準数と医師経験年数の両者を満たす場合は五％増額、基準数も医師の経験年数のどちらも満たさない場合は三〇％減額となりました。このように以前から指摘されていた医師の経験数が再度考慮され復活しましたが、このようなことが問題になることは改正前からすでに予想されていたはずです。

しかもあとになって手術例数と治療成績の関係は科学的に立証されていないと厚生労働省も認めたと報道されました。（毎日新聞　二〇〇四年四月四日付）

しかし、「件数は患者の関心事なので公開を推進している。参考程度にみてもらいたい」とその後トーンダウンしています。

一方、肺がんについては年間手術件数が多いほど死亡率が低く、五年生存率がよいとした報告もあります。手術の難易度、病期など今後細かく分類して例数と治療成績の関係を分析する必要があります。根拠もなく例数のみで医療費に差をつけているのは医療費抑制と言われても仕方がないと思われます。病院ランキングとして例数のみで順位がつけられている記事がありますが、問題は何例の経験をもつ術者が、どういう例（重症度、手術なら難易度）を治療したかにあります。症例数の多いところは術者が複数いるはずですが、執刀医ごとの例数、成績が示されていない記事がほとんどです。指導医が肝心なところを手術して、その前後は若手医師がやるような流れ分業手術なのか、ひとりの医師が始めから終わりまで全部やる場合などいろいろあります。手術を受ける際には執刀医を確認するのがよいでしょう。

2　医学教育

(1) 卒前教育

卒前教育とは大学医学部（六年制）の学生教育のことです。医師には卒前、卒後のみならず生涯教育が必要ですが、医師になる前後の初期教育の時期を卒前と卒後に分けています。

そもそも医師としての適性のある学生がどのような基準でどのように選ばれたかが問題

になります。

単に高校時代の成績がよかったからとか、開業医は儲かるからという理由で医学部を受験する人は少なくなっているのでしょうか。自分の使命と思って医師を志す高校生がどの位いるでしょうか。大学によって細かい違いはあるでしょうが、最初の二年間に教養科目として語学、数学、物理、化学、選択科目で経済学、文学などを学びます。二年目の後半からは医学の基礎を学ぶようになっている大学が多いと思います。

医師になるまでには六年間の大学教育、国家試験、二年間の研修医、その後、基礎の研究者となるか臨床医を選び、後者は生涯研修の覚悟で、自分の人間性を磨きながら、患者の気持ちを理解でき、かつ、診療技術を高めるために専門医を目指して勉強しなければなりません。医師になっても勤務時間は長く、患者の診療や病状の説明、治療法の説明などのインフォームド・コンセント、当直、学会、若手の医師の指導など、多忙な生活で勤務医の待遇は公務員や一般の会社員並みかそれ以下です。開業医はいままで経済的にはよかったのですが、今後はたいへんだと予想されており、心から医療、医学をやりたいという人でないと、医師になって後悔するかもしれません。現代は特許の時代ですので、今後は工学部、理学部、薬学部を、めざす人が増えるのではないでしょうか。

話がそれましたが、いま求められているのは患者との対話、コミュニケーションです。医師が多忙で、ひとりの患者に時間がかけられないために機械的な診療になりやすいのです。

忙しいと、会話もなく、チャップリンの「モダンタイムス」のような、流れ作業になりがちです。そのために模擬患者をつかっての対話の教育が導入されつつあります。また、人体の模型で技術を学ぶことも始まっています。

たとえば、静脈注射や蘇生のための人工呼吸、気管挿管を人体模型を使って訓練します。これらは、看護師や救命救急士の教育にも使われます。五年生から臨床実習のため外来や病棟の現場に行き、学びます。

(2) 研修医制度

医学部を卒業し国家試験に合格し、医籍に登録された医師の教育については二年間の自主的な計画による研修医制度がありました。過去形で言うのは二〇〇四年四月からは必修化されたためです。

従来は、自分の選んだ診療科に籍を置き、その診療科の基礎教育として必要な二～三の診療科に二～四カ月配属されて研修する者が多かったのです。しかし、二〇〇四年四月からは必修化され、二年間で内科、外科、救急部、麻酔科、産婦人科、小児科、精神科など、ほぼ全科を回ることになりました。二年間の研修を終えると再び、医籍に登録されます。研修医制度としては一九六〇年代の後半までインターン制度があり、一年間で全科を回っていました。ところが医師免許をもたず身分がはっきりしないまま研修するためと、無給であったことで批判を受け、廃止されました。

当時、大学病院には無給医がたくさんいたので彼らの研修が優先され、インターンが研修することはむずかしい状況でした。したがって大学にいても実のある研修はできず、アルバイトに明け暮れていたものも多かったのです。当時、アメリカの教育システムを採用し医師教育をおこなっていたのは、横須賀、立川、座間などの米軍病院と聖路加病院ぐらいでした。その後、一九六八年に医師免許取得後二年間の臨床研修をおこなう制度になりました。給与やカリキュラムは病院によってさまざまでした。そして今回、給与が保証され義務化されたのです。その代わりアルバイトは禁止されます。この制度は医師会の方針であるかかりつけ医の養成にも沿うものであり、またプライマリーケアを重視する行政の方針でもありますが、養成期間を長くすることで医科大学の新設以来増加した医師の一人前の医師としての医療を抑制するひとつの方策ともとれます。以前（一九六〇年代）西ドイツでは二年間のインターン制度を採用していました。しかし、当時のドイツは医師不足であったため二年を一年に短縮した経緯があります。

研修医制度の目的は、将来の日本の医療を担うプライマリーケアという基本的な診療能力と患者との良好なコミュニケーションを保ち、全人的診療能力のある医師を養成することです。この期間に患者に対する情報開示、インフォームド・コンセント、セカンド・オピニオン、患者の自己決定権を尊重することなどを体験します。病院によっては、総合診療科の研修に力を入れるなど、それぞれの病院の特色も研修医にとっては病院を選択する際の基準になっています。

しかし、今回の研修医制度が実施されるようになったことの背景には、前述の大義名分のほかに日本の医療を悪くしているのは「白い巨塔」となっている大学病院の閉鎖的な教育、医療の結果であり、医局解体を狙ったものだという見方もありました。大学病院での教育は「国立大学付属病院卒後臨床研修化へ向けての指針」（二〇〇一年十二月）にもみられるように改善されようとしています。大学病院には一般病院より指導者の数は多いのですが、全体の有給定員の数はそれほど多くありません。定員の半分位は専門医を目指しながら、同時に学位（医学博士）のための研究を進めている人で占められています。多忙な診療、研究、学生教育に加えて従来の研修医教育をさらに充実させるためには当然指導者の増員が必要ですが、現実は人員削減の方向であり、一部の診療、教育は安い給料の非常勤医師に頼っているのが現状です。

しかし、このようであっても大学病院での研修医教育がそれほど悪いものでしょうか。大学病院による差はあります。また確かに、今後改善すべき点は多いでしょう。現在は過渡期なので、大学での研修システムが確立され軌道にのるまではむしろ待遇（月給）がよく、実践的に教育指導してくれる過去にも実績のある一般病院が選ばれる傾向があると思います。今後、大学病院の研修医応募の競争率が高くなることが教育内容のひとつのバロメーターとなるかもしれません。現代はなにごとも第三者評価の時代ですので、研修の質を評価する第三者機関が必要との意見がでてきています。

もうひとつの大きな問題として今後研修医は二年間どの診療科にも属さないので、大学病院の各診療科には新人が入らないことになり、そのために地方の病院から大学病院に医師を引き上げることがおこっています。そのため地方によってはもともと医師の数が少ない麻酔科、小児科などの医師がいなくなっています。今後、大学病院からの派遣がなくなり、自前で医師を採用することになるとなかなかよい医師を確保することがたいへんになります。そのためか医師派遣業務をあつかう会社もあるようです。また、最近、医師の名義貸しが問題になりました。今後、地方の医師不足は新たな問題になりそうです。

(3) 専門医制度

日本の専門医認定は一九六〇年代以降、各学会が自主的に取り組んできました。一九八一年には二二の学会が参加して学会認定医制度協議会が発足し、二〇〇三年に専門医認定制機構と改称しました。一九九三年に内科、外科など十四学会の認定医・専門医資格について三者で承認をあたえることで合意しました。

この制度に対する批判として、受験資格、認定基準が各学会で異なることで、合格率が六〇%台からほぼ一〇〇%まであることです。

患者に対する情報公開の流れのなかで、専門医資格の広告が認められるようになりました。しかしこの資格の有無は診療報酬には関係がありません。制度としてのみ存在する世界的にも珍しいものです。

これらとは別に、学会が医師の技量を審査する技術認定制度も広がりつつあります。最近医療過誤として問題になった内視鏡手術や心臓カテーテル手術は審査の対象となっています。前者の受験資格は、一定の例数の手術をしたか、指導的な助手として経験を積んでいることです。そのうえで申請すると手術をビデオで審査されます。後者では実地試験ののち口頭試問がおこなわれています。

医師の適性については、今後、医師国家試験問題にも適性を評価できるような問題を加えることが検討されています。本来は医学部を受験する際に適性をどの時点で、どのようにして評価、判定するかの方法論から始めなければならない状況です。すでに、医師になっている人について専門医試験の際、知識の試験に加えて小論文などで適性を判断している学会もあります。しかし、専門医にはなれなくても医師として医療をおこなうことを禁じることはできません。これができるのは医道審議会のみですが、ここにかけられるのは医療費を不正請求した場合や司法手続きで刑が確定した医師の場合です。

弁護士は開業しようとすると、かならず地区の弁護士会に入ることを義務づけられています。そこには綱紀委員会があり、非行をおこなった弁護士はここで処分されます。ところが日本医師会は任意参加の社団法人なので、医師に対する強制力がありません。ドイツでは弁護士と同じように各州の医師会は強制加入となっており、職能団体として医師を処罰する面でも中心的役割を担っています。

日本でも医師法を改正して医師会は強制参加とするようにできないのでしょうか。

ドイツでは医師会が医療過誤を疑う場合、裁判官資格を持つ委員長と数人の医師からなる鑑定委員会で書類審査をおこないます。ここでの決定には法的拘束力はありませんが、ドイツでは裁判に発展する例はほとんどないと言われていますので、影響力は大きいようです。アメリカでは各州の医師免許を管理する委員会で行政罰が検討されます。医療事故に関する審査もここでおこなわれます。

しかし、アメリカの委員会は裁判と同様、医師のほかに患者団体の代表者、弁護士などが入っているためか賠償額が高額で大きな問題になっています。

日本も医療制度のみならず、医師会のあり方についてもドイツや諸外国を参考にして再検討してはどうでしょう。

8章　日本の医療費

1　日本の医療費は高いか

二〇〇一年度の我が国の医療費の総額（国民医療費）は、過去最高の三一兆三二三四億円で二〇〇〇年度より九六一五億円（三・二％）増加しています。二〇〇三年度は三〇兆八〇〇〇億円で二〇〇二年度より二・一％（六三〇〇億円）増加しています。二〇〇二年度は高齢者自己負担の完全定率制の導入や診療報酬の改定などの影響で、医療費は減少していましたが、二〇〇三年度再び増加しました。年齢別にみると七十歳以上の高齢者の医療費は一一兆九五三九億円で医療費の三八・二％を占めています。二〇〇三年度は三九・九％と四割に迫っています。

国民医療費三一兆円のうち三三％が税金、五二％が保険料、一五％が患者負担となっています。国民一人当たりの医療費は二四万六千円ですが、七十歳以上では七六万七千円で国民平均の約三倍となっています。

二〇二五年度には六九兆円程度に膨らむと試算されています。老人医療費は医療費全体の五〇％を占めると予想されています。つまり、高齢者の医療費を若い人が支えていることになり、年金制度と同じ仕組みです。

日本の二〇〇一年度の国民医療費は国内総生産（GDP、当該年度の国内での生産）の七・八％で世界では十七位でした。日本の医療費は毎年約一兆円ずつ増えていると言われています。団塊の世代が六十歳を過ぎている二〇一〇年には医療費総額は四二兆円になると予想されています。老人医療費の占める割合は次第に増加し、二〇一〇年度にはGDPの三六％、二〇二五年度には四九％に達すると予想されています。医療費を増加させているのは高齢者の増加や医療技術の進歩によるものと考えられています。

日本の医療費は日本中どこでも、治療法が同じであれば同じで、しかも二十年のベテラン医師でも、三年目の医師がみても同じ料金です。つまり、社会主義体制で支払われているると言えます。しかし、医療をとりまく周辺産業、製薬業や医療機器の会社は利益を目的とする資本主義体制で営業活動をしています。価格は自由に決められるのです。医療費の総枠はほぼ決まっていますので、だんだん周辺産業の費用が増える傾向にあると、医療機関の収入は相対的に減少します。

とくに、新薬の費用と医療機器、医療材料の費用が外国より高いことが問題です。いずれも外国製品ということもありますが、貿易摩擦のしわ寄せが医療業界にきているのではないかと感じるほどです。あるアレルギーの薬はイギリスでは日本の一〇分の一以下の値段ですし、検査に使う造影剤はフランスでは日本の四分の一の値段で売られています。

日本の製薬業者が売る薬剤の半数は外国からの輸入品で総額八兆円です。これは日本の医療費の二七％になります。

心臓のペースメーカーは一九九五年の資料ですが、日本で一六〇万円のものがアメリカでは六〇万円、イギリスでは三〇万円、韓国でもほぼ同じ値段ということで、日本は異常に高いのです。これらを扱うメーカー、流通卸業はいずれも黒字です。これらの製品の輸入原価は公定価格の二五％程度とされており、高くなるのは、メーカーのアフターサービスを含んだ価格と言われています。心臓血管の治療に用いるカテーテルは、外資メーカーが国内市場の七〇％以上を占めており、日本のT会社の二〇〇三年の事業見込は約三七〇億円と言われています。このように医療の周辺産業が医療をターゲットにして利益をあげています。一方、診療所や病院は自分のところの医療の治療成績がよいからといって診療報酬の額より高くとることはできません。本来なら医療従事者の意欲をそぐやり方です。専門医の資格をとったからといって診療報酬は変わらず、専門医資格は医師の生涯研修のひとつの過程くらいにしか考えられていません。

個人の負担はどうなっているかというと、サラリーマンの医療費自己負担率は二〇〇三年四月より三割に、七十歳以上の人は二〇〇二年十月より定率一割（高所得者は二割）になりました。三歳以下の小児では二割です。この自己負担率はオランダやドイツ、フランスに比べるとやや高めです。これらの国では入院や薬の自己負担率はもっと低いかゼロとなっています。また、七十歳以上の人の外来医療費は月四回までを上限とする定額払い方式でしたが、こちらもかかった医療費の一割（高所得者は二割）に変わりました。また保険料の算定方式が月収ベースから年収ベースになり、八・二％に引き上げられました。

これらから日本の医療費が高いか安いかの評価は病気になった人と健康な人では違うと思います。日本の国民医療費はパチンコ産業の三〇兆円とほぼ同じです。パチンコにお金を使うのと、同じ程度の金額しか病気には使わないというのはどうでしょうか。

医療費が増えるのは高齢化と医療技術の進歩によるところが大です。国産の薬や医療材料、機器が少なく外国からの輸入に依存していること、さらに機器には付加価値がつけられて外国の何倍もの価格になっていること、それが保険診療に含まれていることなどが問題です。

2 その他の医療費の知識

(1) 調剤基本料

二〇〇四年四月の改正により基本料金が少し変わりました。基本料金は門前薬局のように、七〇％以上の処方せんを特定の医療機関から受けており、その枚数が一カ月四〇〇〇枚以上のところでは二一〇円、四〇〇〇枚以下のところでは三九〇円、処方せんが六〇〇枚以下で、かつ処方せんを受けている上位三つの病院の合計が八〇％以上のところでは三九〇円、八〇％以下では四九〇円、枚数が四〇〇〇枚以下で特定の病院や診療所から集中して受けていない薬局では四九〇円とまだ細かくてわかりにくくなっています。

(2) 特定療養費――初診時、病院は診療所より高い理由

かかりつけ医や診療所の紹介状（医療情報提供書）をもたないで二〇〇床以上の病院を受診すると、初診時の特定療養費としてその病院の決める額が請求されます。

これは大病院へ患者が集中しないようにすることと、また診療報酬に少し差をつけても

よいのではないかということで考えられた制度のようですが、あまり効果をあげていません。

特定機能病院(主に大学病院)にかかりたいと思っている人が特定療養費を払わなくてすむように診療所にいき、紹介状(情報提供書)をもらった場合、どの位費用がかかるかというと、初診料二七四〇円、情報提供料二九〇〇円は最低必要ですがこれだけで合計五六四〇円です。このほかに検査や薬代がかかるかもしれません。検査も薬もなくても保険では三割負担で一七〇〇円はかかります。交通費、待ち時間を考えると特定療養費を払ってもいきなり特定機能病院にいったほうが経済的であると思う人もいると思います。

しかし、特定療養費は病院の裁量でとることができるので一五〇〇円から五〇〇〇円ぐらいまで幅があります。これらのことも考えて、診療所を経由するか直接特定機能病院を受診するか決めましょう。

大病院での治療がすんで、今後は紹介された地元の診療所で診てもらうようにと紹介状を渡しても、その患者が再診を希望したときは、規則ではある期間を過ぎると再診時の特定療養費を請求できます。しかし、現実には継続して受診を認め、特定療養費を請求していないところが多いと言われています。病院と診療所の機能分担は思ったように進んでいないのが現実です。

(3) 高額医療の自己負担限度額——戻ってくる医療費

健康保険、国民健康保険では一カ月当たりの医療費自己負担に限度額が決められていま す。その額は収入によって次のように分けられています。

①高所得者：本人の月収五六万円以上の人・国民健康保険では、同じ世帯すべての人の基礎控除後の総所得が合計六七〇万円を越える人

②低所得者：市区町村民税非課税者

③一般：①、②に該当しない人

高所得者の自己負担限度額

139,800円+（医療費－466,000円）×1%

低所得者の自己負担限度額　35,400円

一般世帯の自己負担限度額

72,300円+（医療費－241,000円）×1%

例　一般の場合

一〇〇万円の医療費の場合。自己負担額（七十歳未満の人）は三〇万円となる。自己負担限度額は、72,300円＋（100万円－241,000円）×1％＝79,890円となり、払い戻される額は、30万円－79,890円＝220,110円となります。

七十歳未満の場合、払い戻しが受けられるのは

①同じ医療機関で一人が一カ月に払った医療費が自己負担額を超えた場合

②同じ世帯（健康保険の本人とその家族）で同じ月に、二人以上がそれぞれ二一〇〇〇円以上の医療費を負担し、合計すると自己負担限度額を超える場合

③同じ月に一人が複数の医療機関でそれぞれ二一〇〇〇円以上の医療費を負担し、その合計が自己負担額を超える場合

七十歳以上の人は原則として、一カ月当たりの自己負担額が外来で一二〇〇〇円を超えた医療費は市町村に申請すれば払い戻しを受けられます。支給の時効は二年間ですが、この制度は充分利用されていないと言われています。年金以外の収入のない高齢者にとっては払い戻し制度は「知っ得」情報でしょう。（表5）。

この表の

①「一定以上の所得のある人」とは課税所得が一二四万円を超える人または、同じ世帯に七十歳以上で課税所得が一二四万円を超える人がいる場合
②「低所得者II」とは世帯全員の市区町村民税が非課税の人
③「低所得者I」とは世帯全員の市区町村民税非課税で、年金収入のみで年金額が一人六五万円以下の人
④「一般」とは①~③以外の人

表5　70歳以上の1カ月の自己負担限度額

所得区分		外　来（個人単位）	外来＋入院（世帯単位）
一定以上の所得のある人		4万200円	7万2300円＋かかった医療費が36万1500円を超えた場合は超えた分の1％を加算
一　般		1万2000円	4万200円
低所得	II	8000円	2万4600円
	I	8000円	1万5000円

＊「かかった医療費」は保険の範囲内で差額ベッド料、食事代の負担などは含まない

となります。
申請方法
手続きには医療機関の領収書が必要です。
国民健康保険の人は自治体の担当窓口に
政府管掌健保なら社会保険事務所に
大企業の会社員なら健康保険組合に
申請します。
組合が自動的に払い戻しているところもあります。

（4）差額ベッド

患者が個室を希望する場合や差額ベッド設置の条件のある四人部屋に入院する場合は、同意書による確認が必要です。差額ベッドの条件とは

①患者一人当たりの面積が六、四平方メートル以上、
②個室のベッド数が四床以下、
③患者のプライバシー確保のためのカーテンなどの設備がある、
④個人用収納、照明や小机などがある、

となっています。差額ベッドの料金は病院が自由に設定でき、国立では一〇〇〇円から五〇〇〇円が多いですが、私立では三〇〇〇〇円以上のところもあります。

ただし、重症で個室での治療が必要と認められたときや、感染症のため隔離が必要なときなど病院の事情がある場合は原則として差額代を払う必要がありません。

（5）高齢者が利用できる施設と病院

一九九四年、病院に新しく二つの機能が加えられました。それらは特定機能病院と療養型病床群の二つです。

特定機能病院は高度な医療を提供する病院として厚生労働大臣に申請して承認を受けた病院です。高度な医療を必要とする患者を他の病院、診療所から紹介され受け入れるのが特徴のはずですが、初診料の他に特定療養費という名の割り増し料を支払えば紹介状がなくても受診可能です。

療養型病床群は長期療養患者の生活面にも配慮して、一病室の人数制限、廊下の拡張などの体制をとっている病床の集合体を言います。

老人病棟は一般病院のうち老人患者の比率が六〇%を超えるものを言い、老人保健法による保険診療の対象になります。

介護力強化病棟は老人病棟のうち看護師、看護師補助職員の数が一定の比率を満たしたものを言います。

介護老人保健施設（老健）は医療施設と家庭を結ぶ中間の施設です。医療施設での治療は終了したが家庭に戻るには不安がある場合に利用される施設です。療養型病床群と比べると病状もケア度も軽症な患者が対象です。

入所は要介護認定を受ける必要がありますが自由契約制となっています。

介護老人福祉施設（旧特別養護老人ホーム、特養）は終身にわたる介護を目的とした福祉施設で、現在は自由契約制となっています。以前は入所対象者や入所施設は市町村が決定していました。

近年、特養の利用料は高いが全室個室の新型特養が登場しました。これは家賃など居室料の設定が自由にできるようになったからです。個室ですが、台所やリビングは十人前後の居住者ごとに共有するものです。このようなものはまだ、特養全体の利用者の数パーセントですが、厚生労働省は十年後には七〇%に高める方針としています。

二〇〇三年介護サービス施設・事業所調査結果速報によると介護保険施設の施設数と受給者数は以下の通りです。

特養：三二万人〔施設数五〇八三〕

老健：二五万人〔施設数三〇一二〕

介護療養型医療施設一三万人〔施設数三八一九〕

このような高齢者が利用できる施設サービスはいろいろありますが内容は複雑です。介護介助、生活支援、入院治療などの必要性、慢性の病気や認知症の有無、介護保険か医療保険のいずれを使うかなどにより表6のようになります。

現在、要介護（支援）認定者はおよそ三四五万人います。高齢者の医療、介護は高齢社

表６　高齢者が利用できる施設と病院

利用できる病院・施設			対象者	入院・入所の制限	申し込み先	費用負担	備考
医療・治療の必要な人（医療保険）	一般病院		急性期の治療を必要とする高齢者	3か月が制限であることが多い	直接病院に	2万～30万円程度、病院によって異なる	
	リハビリテーション病院		リハビリテーション訓練を必要とする高齢者	病状や病院によってまちまちであるが、おおむね3～6か月			
	老人性痴呆疾患治療病棟		痴呆の治療を必要とする高齢者	病状や病院によってまちまち			
	療養型病床群		慢性期の治療を必要とする高齢者	病院、施設や症状や介護の状況によりまちまちであるが、比較的長期の入院が見込める	直接病院に	2万～30万程度病院、病状などにより大きな差がある	療養型病床群と療養型医療施設は同じ要素をもち、療養型病床群、介護力強化病院、老人性痴呆疾患療養病棟は両方に含まれる。病院によって医療保険か介護保険かの違いがある
介護・介助の必要な人（介護保険）	療養型医療施設		日常生活に介護を必要とし、さらに慢性期の治療を必要とする高齢者で、要介護1～5の人		直接施設に	施設サービス費の1割＋食費＋その他の必要経費	
	指定介護老人福祉施設（特養）		入院治療は必要としないが、日常生活に介護を必要とする高齢者で、要介護1～5の人	老人保健施設より比較的長期に利用できるが終身入居施設ではなくなった		施設サービス費の1割＋食費＋その他の日常生活費	
	介護老人保健施設（老健）		入院治療は必要としないがリハビリテーションと介護を必要とする高齢者で、要介護1～5の人	リハビリなど入所の目的や介護の状況によりさまざま			
生活支援の必要な人	軽費老人ホーム	在宅介護対応型	入院治療も介護も必要としないが、食事サービスなどの生活支援を必要とする人	左記の状況が続く限り	直接施設に	前年度の所得に応じて負担金＋生活費、管理費（入所一時金が必要な施設もある）	介護認定を受けた入所者は、外部からの居宅サービスを受けられる
		A型	入院治療も介護も必要ないが､食事サービスなどの生活支援を必要とし、かつ家庭や在宅の事情で在宅生活が困難な人（年収400万円以下の人）			前年度の所得に応じて施設ごとに決められる	
		B型	入院治療も介護も必要なく自炊もできるが、家庭や在宅の事情で在宅生活が困難な人（年収400万円以下の人）				
	養護老人ホーム		身の回りのことはできるが食事などの生活支援を必要とし、かつ家庭や在宅の事情で在宅生活が困難な人	左記の状況が続く限り	市の人は市（区）福祉事務所へ、町村の人は町村役場へ	本人は収入所得、扶養義務者は所得税額に応じて決まる	
	有料老人ホーム		入院治療の必要がなく、身の回りのことができ、食事サービスなどの生活支援を必要とする人	左記の状況が続く限り	直接施設に	入居一時金と毎月の経費（金額は施設によって違います）負担金が高額に	介護認定を受けた入所者は外部からの居宅サービスを受けられる
	過疎地域小規模老人ホーム		環境上の理由により一人暮らしが困難な自炊ができる程度の人	左記の状況が続く限り	市町村の高齢者福祉担当課へ	一定利用料、光熱費、食費など（施設によって異なる）	

会に向かって今後、ますます大きな問題になっていくことは確実です。
厚生労働省は二〇〇五年に予定する介護保険制度改革で、介護療養型医療施設など介護保険三施設の居住費や食費を給付対象から外し、全額を利用者から徴収する方針を決めました。モデル試算によると介護療養型医療施設の利用負担は現行六万三〇〇〇円から、見直し後は個室が一四万五〇〇〇円、多床室が九万五〇〇〇円にまで引き上げられることになります。

註「要介護認定」

介護保険サービスを利用するには「要介護認定」の申請をします。
申請資格：六十五歳以上で介護が必要な人、四十歳から六十四歳までの人では老化にともなう病気で介護が必要な人。
申請方法：申請書、介護保険証、健康保険証をもって、市町村役場や支所の介護保険担当の窓口で手続きをする。
要介護認定：市町村の職員か委託を受けた調査員が面接調査に訪れ、身体機能や日常生活動作、医療に関して調べる。その結果と主治医の意見書をもとに介護認定

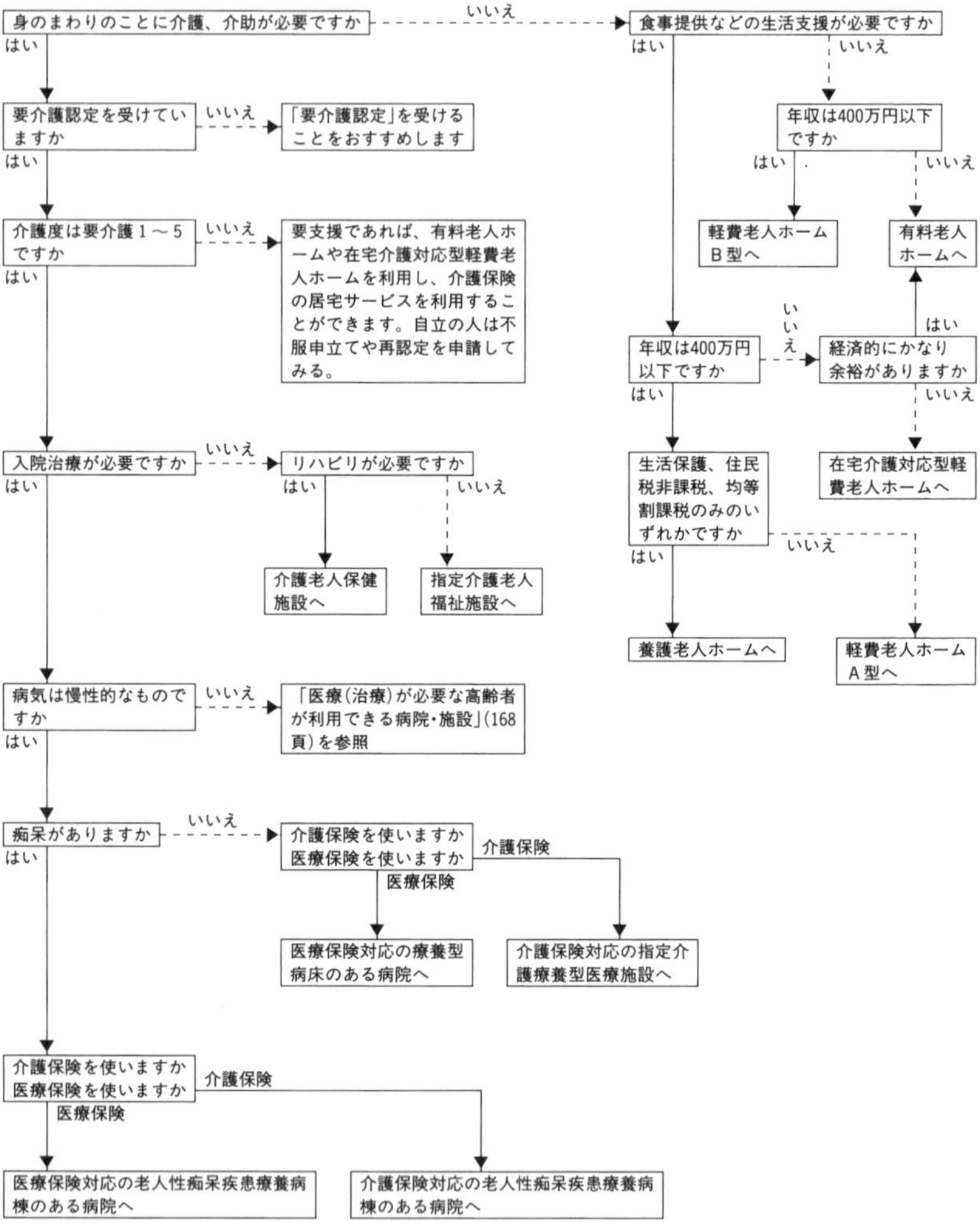
身のまわりのことに介護、介助が必要ですか
いいえ
はい
食事提供などの生活支援が必要ですか
はい
いいえ
要介護認定を受けていますか
いいえ
「要介護認定」を受けることをおすすめします
はい
年収は400万円以下ですか
はい
いいえ
介護度は要介護1～5ですか
いいえ
要支援であれば、有料老人ホームや在宅介護対応型軽費老人ホームを利用し、介護保険の居宅サービスを利用することができます。自立の人は不服申立てや再認定を申請してみる。
はい
軽費老人ホームB型へ
有料老人ホームへ
年収は400万円以下ですか
いいえ
経済的にかなり余裕がありますか
はい
いいえ
はい
入院治療が必要ですか
いいえ
リハビリが必要ですか
はい
いいえ
はい
生活保護、住民税非課税、均等割課税のみのいずれかですか
在宅介護対応型軽費老人ホームへ
いいえ
はい
介護老人保健施設へ
指定介護老人福祉施設へ
養護老人ホームへ
軽費老人ホームA型へ
病気は慢性的なものですか
いいえ
「医療（治療）が必要な高齢者が利用できる病院・施設」（168頁）を参照
はい
痴呆がありますか
いいえ
介護保険を使いますか 医療保険を使いますか
介護保険
医療保険
はい
医療保険対応の療養型病床のある病院へ
介護保険対応の指定介護療養型医療施設へ
介護保険を使いますか 医療保険を使いますか
介護保険
医療保険
医療保険対応の老人性痴呆疾患療養病棟のある病院へ
介護保険対応の老人性痴呆疾患療養病棟のある病院へ

図5　介護・生活支援が必要な高齢者が利用できる病院・施設

審査会によって、申請から三〇日以内に「要介護度」が決定される。決定後、自立、要支援、要介護1～5の認定結果が記載された保険証と認定通知書が届けられる。

要支援――社会的支援が必要な状態。日常生活を送る能力は基本的にあるが、歩行などが不安定。浴槽の出入りなど、一部に介助が必要。
要介護1――生活の一部に部分的な介護が必要な状態。立ち上がるときや歩行などが不安定、排泄や入浴などに一部介助が必要。
要介護2――中程度の介護が必要な状態。一人で立ち上がったり、歩いたりできない状態で、排泄や入浴などに一部または全介助が必要。
要介護3――重度の介護が必要な状態。一人で立ち上がったり歩いたりできない。排泄や入浴、衣服の着脱などに全介助が必要。
要介護4――最重度の介護が必要な状態。日常生活を送る能力がかなり低下。入浴や衣服の着脱の全介助、食事のときの一部介助などが必要。
要介護5――過酷な介護が必要な状態。生活全般にわたって、全面的な介助が必要。意思の伝達がほとんどできない場合が多い。

利用限度額を超えた場合は、全額自己負担になります。

老人ホームでの介護保険の利用も可能。特養では要介護1~5の人の一カ月の一割負担は二〇三一〇円~二八七七〇円で、ほかに食費として月額二三〇〇〇円などもかかります。

この制度は予算の削減方針のため二〇〇六年度からは見直され、要支援、要介護1の人はサービスが受けられなくなります。また、老人ホームの入所者も要介護2以上になり、将来的には要介護3以上になる可能性もあります。

介護保険サービスの利用料

介護度	利用限度額	自己負担額
要支援	—— 61500円	6150円
要介護1	—165800円	16580円
要介護2	—194800円	19480円
要介護3	—267500円	26750円
要介護4	—306000円	30600円
要介護5	—358300円	35830円

9章　救急医療

1 心停止患者に対する体制

患者あるいは患者の家族が医療に求めているのは救急医療体制です。ひとつは心停止患者に対する体制であり、他は小児の救急医療体制です。

高円宮憲仁殿下が運動中に心室細動をおこされ急逝されたことを契機に、あらためて救命救急医療の充実をもとめる声が高まってきました。過去の成績では救急救命士による救命率はわずか三％にすぎませんでした。ところがアメリカでは心室細動の早期に心臓に電気ショックを与えて正常な鼓動を再開させる除細動をおこなうことによって三四％を蘇生させたとの報告がありました。アメリカでは空港、ホテル、スポーツ施設、カジノなどに自動体外式除細動器（ＡＥＤ）をおき、講習を受けた警備員やスポーツコーチらが使用できるようになっています。

日本でも患者の状態を判断して電気ショックを加えるＡＥＤの使用が認められるように

なりました。

成田、羽田、中部国際の三空港、スポーツクラブ、競技場などに設置済みあるいは設置が予定されています。厚生労働省は誰でも使えて、しかも医師法に違反しないとしています。

一台五〇万〜七〇万円もするので普及しにくい点もありましたが、月額七三五〇円で器械のリースをする会社も現れました。

2 小児の救急医療体制

夜間の小児救急体制が不十分なことが問題になっています。小児科医が不足しているために救急車でタライ回しされた乳幼児が死亡する事件もありました。小児の三分の一が一年に一度は時間外の救急を受診すると言われています。女性の社会進出、核家族化で育児に経験のある両親や祖父母がないこと、若い両親が専門医に診てもらいたいという志向から夜間小児科医のいる救急外来に患者が集中します。

全国に四〇〇ある医療圏地区（各都道府県が地域の現状にあわせて複数の市町村をまと

めた地区）のうち、夜間や休日の小児救急に対応する救急病院を当番制で確保する小児救急支援事業を利用しているのは二五％にすぎません。二〇〇二年よりほかの地区からも小児救急患者を受け入れる拠点病院に対して補助金を出す小児救急拠点病院事業をくわえても三〇％に達しません。

小児科医が当直しているのは常勤の小児科医がいる二〇八九病院のうち三五〇病院（一六％）にすぎません。都道府県がおこなう小児救急事業も四五地区にすぎません。（日本経済新聞　二〇〇二年十一月二十六日付）

小児救急体制が不十分なのは小児科医が不足しているからです。なぜかというと小児医療の診療報酬が低いためです。小児外来患者の薬剤料や血液などの検査料は大人の半分、X線などの画像診断料は四分の一にすぎません。そのため病院では小児科を閉鎖したり、時間外・夜間診療を中止するところもでてきています。一方、共働き夫婦の増加などで昼間受診できないため夜間に受診せざるをえないといった事情もあり、本来の救急外来ではなく二十四時間営業の診療所と化しています。小児科医からはコンビニ化したと言われています。また、最近では新しく小児科医になる人の四〇％近くが女性と言われています。女性は結婚、出産、育児のために常勤医師として勤務を続けられない人の割合が高く、したがって当直ができない状況になりやすいのです。
そのためどのような対策がとられているかというと一次（初期）救急としては、
○かかりつけの小児科医を受診
○診療所（小児科医）の当番医制度
○休日・夜間急患センターに診療所・大学の医師を派遣する
などがあります。
二次（入院）救急としては、
○拠点病院を決め、そこだけで医師が足りなければ診療所、大学などから医師の派遣をうける
○病院の輪番制で当番の病院が対応する
三次救急といって、重症な場合は二四時間対応の救命救急センターを受診するようにシステムとしては分けられていますが、子どもを持つ親としては、当然重症度の区別がつかないのでいきなり三次救命救急センターにかけこむことも考えられます。これらの状況を少しでも緩和するためと拠点病院で優先すべき重症患者を後回しにしなくてすむように、まず電話相談で対応できれば、かなりの患者が夜間に受診しなくてすむと考えられます。

電話相談によって親の不安が解消され、緊急性の低い子どもの受診を減らすことで救急当番医の負担が軽くなります。電話で直ぐに受診の必要があるか、翌日まで待っても問題はないかについて助言してもらえます。

専用の電話番号にかけると、当番医の携帯電話に転送される仕組みになっているところもあります。

アメリカ、イギリスでは救急医が救急診療を担い、小児科専門医はむずかしい症例の診療を受け持っています。しかし、日本の救急医は数も少なくまた小児医療については担当したがらないのが現状です。結局、小児科医がすべてを引き受けざるを得ないようになってしまいます。そのため小児科医の当直回数は増え「自分は命を削りながら当直をしている」と言って日本の小児医療に失望して自殺した小児科医が出たほどです。

坂口厚生労働相は二〇〇四年二月十日の衆院予算委員会で小児救急医療体制整備に向けて、「内科医に小児科の勉強も少ししていただき、小児科も兼ねていただきたい」とのべました。しかし、小児救急は専門医以外では誤診を恐れ、敬遠する傾向があります。厚生労働省は救急時の「外来診療マニュアル」をつくり、内科医なども安心して診察できるように整備すると決定しました。内科医が夜間の救急体制を支援してくれれば、かなり患者は助かりますが、医療不信のおりから、まず親から小児科専門の医師に診てもらいたいという希望がでます。一次医療は診療所、二次医療は総合病院がおこなう機能分担ができるとよいのですが、現実には診療所の小児科医が地域によっては少なくて、当番で救急医療に関わることができないことが問題なのです。医学生が小児科を志向しないこと、救急は若いうちはよいが歳をとってくるとたいへんということもありますので、使命感を持続させるようなものが必要です。

3 救急医療のかかり方

どのようなときに救急車を呼ぶかについては、そのときの病人の状態にもよるので、答えは複数あると考えてよいでしょう。

一般的には、事故、外傷を除けば意識障害の有無、呼吸の状態、痛みの状態、出血、骨折、激しいめまい、痙攣発作などの状態によっていると思われます。

いきなり救急車を要請する前に、救急隊に状態を説明し、またそれまでかかっていた病院があればそこに電話をして、主治医がいる時間帯であれば連絡をとってもらい判断を仰ぐのがよいでしょう。いままでかかっていた状態と違う病気が突然おこることもありますが、まずは主治医に連絡をとり、もし、不在ならば同じ専門の医師か救急担当の医師に連絡してもらい状況を説明します。救急車で来るように言われたら救急隊にその旨を伝え運んでもらいます。

もし、病院にはかかっていなくてもかかりつけ医がいれば、その診療所あるいは医院に連絡して判断を仰ぎます。かかりつけ医はいつも自分が急患を送っている病院に連絡をしてくれるはずです。

小児科の場合まず、地元の当番医に電話で相談し判断を仰ぎます。こどもの場合、発熱、頭痛、腹痛、嘔吐などの際に相談するほうがよいでしょう。地元の新聞にはその日の救急当番の施設名がでていますので、切り抜いておくのもよいでしょう。

10章　安全な医療のために

1　厚生労働省の取り組み

大学病院の医療事故が新聞で目立っています。これらの病院ではむずかしい病気、重症な病気が扱われているので事故が多くなるというのは理由にならないと思います。実際におこっているのは「患者を取り違えて手術をした」、「経験のない医師が前立腺の内視鏡手術をおこなった」、「中心静脈に栄養のための管を挿入する手技の合併症」など、どの病院でもおこりうる低レベルの事故です。

厚生労働省は医療安全推進総合対策（二〇〇二年四月）として、

①医療機関における安全対策
②医薬品・医療器具にかかわる安全性向上
③医療安全に関する教育研修
④医療安全を推進するための環境整備

などに関する提言をおこない、実施の段階に入っています。

さらに、二〇〇三年十二月二十四日には厚生労働大臣事故対策緊急アピールとして、人、施設、医薬品・医療器具・情報等のものに関する対策を発表しました。

いずれも医療安全推進総合対策の内容を言い換えたもので、人については教育の徹底を図る、施設については施設の安全管理システムの充実を図る、医薬品・医療器具については治療法の選択根拠となるエビデンス、ガイドラインの確立、医薬品の安全管理の徹底を図る、新しい医療技術の研究開発等を推進するなどとなっています。

これらのなかには問題解決の根本となる医療体制の改革、医療施設の役割分担などについては残念ながら触れられていません。安全な医療については医師、看護師の数、医療施設数、病床数、平均在院日数、入院患者一人あたりの職員数、日本の医療費の総額など医療体制の種々な面からのアプローチも重要です。

日本では人口あたりの医療施設数、病床数が諸外国と比べて多いことが指摘されています。行政は入院患者一人当たりの職員数を多くするために病床数を減らすことで数字を改善しようとしているようです。しかし、この結果、病院は在院日数をますます短くして稼働率をあげないと現在の収入すら維持できない状況になると予想されます。このことと安全な医療とは直ぐには結びつかないようで、安全確保には、やはりそれ相当のマンパワーが必要だと思います。具体的には、医師、看護師の数も患者数に対して適正かということのほかに、臨床心理士、医療相談員、クラークなど医療をサポートしてくれる職員の雇用が可能になるような診療報酬体制をつくることを検討してほしいのです。

2 医師、看護師の数は足りているのか

患者の病院に対する不満はすでに述べたように、待ち時間と、医師や看護師の説明が充分でないとするものが多くなっています。

この原因の一部は医師、看護師の数の問題でもあります。

病院での医師、看護師の数について医療法ではどうなっているのでしょう。

医療法では医師は入院患者十六人に対し一人、看護師は一般療養の入院患者三人に対し一人をおかなければならないとなっています。薬剤師は精神病床、療養病床以外の入院患者七〇人に対し一人、外来患者の取り扱い処方箋七五件に対し一人となっています。現実は一〇〇床当たりの医師は一三人、看護師は四四・七人となって基準は満たしています。

（二〇〇二年厚生労働省調査）

しかし、医師の数はドイツでは日本の約三倍、アメリカでは六倍となっています。看護師の数はドイツでは日本の二倍、米国では約五倍となっています。二〇〇三年九月現在、わが国の急性期病床数は約一〇〇万床ですが、今後四〇％削減の予定です。この削減された状況で従来と同じようにやるには平均在院日数を短くする必要があります。この操作で病床数当たりの医師・看護師数は相対的に増員したのと同じになります。数字の魔術です。しかし、在院日数を短縮してそのうえに稼働率を九三％程度に保つのはなかなかむずかしいことです。

在院日数が短くなると新規の入院がそれに追いつかずどうしても空きベッドができてしまい、そのため稼働率は下がり病院の収入は減ります。在院日数を短く稼働率を効率よくするのが理想ですが、相手は患者なのでそう理想的にはいきません。

病床を減らすことで一病床数当たりの医師数、看護師数は相対的に増えたようにみえるでしょう。しかし、医師と看護師の絶対数は変わっていません。病床数を減少させて効率をよくするためには、ますます在院日数を短くしなければならず職員はますます忙しくなります。患者は病気にもよりますが入院した途端、次の入院先を探すように言われて途方にくれます。一つの医療施設で急性期病棟と療養型病棟の両方をもつところが少ないので、患者は病院を転々とすることになります。今後、ますます高齢者が増えるにつれて、高齢者サービスの問題は深刻になってきます。

3 医療事故にあわないために

事故にあわないためにといっても、交通事故や自然災害のように避けられないものもあるでしょう。しかし、あわないように心がけておいて損はないでしょう。

厚生労働省の調査では二〇〇〇年~二〇〇二年の三年間に大病院などの全国八二の特定機能病院（ほとんどが大学病院）で医療事故は一万五千件、二〇〇一年度二〇〇の病院で十五万六千件あったといいます。一病院あたり七八〇件となり、月に六五件、一日に二件以上となります。内容は患者の転倒、薬の誤投与（薬が間違って出された）が多く、患者になんの影響のないものから死亡に至るものまでを含んでいます。投薬のミス（投薬の忘れ、投与量の間違え）はヒヤリ・ハット例（事故はおきたが患者に影響がなかった例）の三〇%を占めています。

医療事故とは医療行為に関連して予想に反した悪い結果が発生することです。これに対し、医療過誤とは医療事故のうち医療機関側に責任（故意または過失）がある場合と定義されます。

要するに、医療事故はアクシデントであり、医療過誤は問診、検査、治療行為上のミスで患者になんらかの障害を与えるものとされます。

東京医大で直腸がんの手術を受けた五十一歳の女性患者が麻酔科医により頸の右側の頸静脈から栄養や抗生剤を注入するカテーテル（直径一・五ｍｍ）を血管内に挿入されました。しかし、カテーテルの先が血管を突き抜けて肺と胸骨の間に入ったため、注入されたものによって肺が圧迫され、血中の酸素濃度が低下し低酸素脳症に陥りました。この際、病院側の院内の事故調査委員会が「重大な医療事故だと認識しているが、医療過誤ではない」との見解を発表しました（二〇〇三年十一月十二日）。一般の読者には医療事故と医療過誤の区別はわかりにくいと思いますが前述したとおりです。

東京医大側の発言は「アクシデントではあるがミスではなかった」ということを述べたものです。つまりミスではなく不可抗力であったと言っているのです。

患者が注意すれば事故を避けられるものについて述べます。

①自分の病歴にいままで飲んで身体にあわなかった薬（蕁麻疹がでたり、下痢、腹痛な

どがでた薬、ショックを起した薬）があれば記録しておくことがとくに必要です。喘息のある人はそのことを必ず病歴（既往歴）に書いてください。薬を薬局でもらったら、すぐ説明書と中身を確認することです。薬の説明書には薬の作用が書いてありますので、自分の症状と薬の作用とが合っているかを確認してください。薬には名前が類似しているものがかなりありますので、医師や薬剤師が間違えることもあります。薬といっしょにもらった説明書をみて、自分の症状に合っていない薬が入っていたら、もらった薬剤部あるいは薬局で確かめましょう。包装が似ているために間違えることもありますので、説明書をよく読んでください。

なぜ、名前を間違えるかというと、

（a）薬の名前が似ている

（b）（a）と同じことですがコンピュータで二文字入れただけで薬の名前が多数出てくるシステムのためまちがいやすいものが過去にありました。

名前が似ているものとして、アルマール（降圧剤）とアマリール（糖尿病治療薬）、カルナクリン（循環改善剤）とカルデナリン（降圧剤）など多数あります。このように似ている薬が多数並ぶので間違える可能性が高くなります。そのため、コンピュータでは最低三文字いれないと名前が出ないようになっているものが多くなっています。
②検査を受けるときに自分から名前を言ってください。「○○様」と呼ばれたら「○○です」と自分から名乗りましょう。長く待たされていると、他人が呼ばれたときに自分が呼ばれたと思って返事をしたり、あるいは勘違いして別の人の検査を受けてしまうことがあります。
③検査の目的とリスクをよくきいて自分に本当に必要な検査か考えましょう。その検査を受けなければどうなるのか、リスクも天秤にかけながら医師に確認しましょう。
たとえば、造影検査が必要ですと言われ、もらった説明書に次のようなことが書いてあったらあなたはどうしますか。

「画像検査で、より明確な画像診断を可能にするために造影剤を静脈に注射しておこなう造影検査というのがあります。造影剤は安全な薬剤ですが、ごく稀に重い副作用があります。その場合、呼吸困難、意識障害、血圧低下、重篤なショック状態などのこともあり、入院、治療、外科処置が必要になることがあります。後遺症が残る可能性もあります。発生する確率は約千人に一人以下（〇・一％以下）です」。

検査ではほかにもこのように恐い話はたくさんあります。よくおこなわれる胃カメラの検査についても、説明書の危険性のところには「スコープによる粘膜障害（粘膜亀裂）や裂傷、生検（粘膜組織の一部を鉗子でつまんでとること）による出血などが報告されています」。このようなことを了解して検査はおこなわれるのです。

④このようにして診断がついたら書店かインターネットで病気のことを調べましょう。とくに診断の決め手になる検査は何か、自分にはその検査がおこなわれたか、治療法にどのようなものがあるか、自分に示された治療法に選択肢はあったかなど得られた情報と比べてみましょう。

治療の過程で輸血や血液製剤の使用が必要になることもあります。献血がエイズウイルス（ＨＩＶ）などに感染していないかについては検査体制がありますが、検査をすりぬける例があります。したがって、輸血の必要性、危険性（ウイルス感染の確率は数十万分の一から一千万分の一以下と言われています）についてよく納得して受けることがすすめられます。感染のリスクは輸血量や血液製剤の使用量とも関係するので、この点についても医師から詳しい説明を受けてください。いずれにしろ、医療は不確実なことを充分理解して、リスクを含めて納得してから承諾することが必要です。結果が悪ければ、すべて医療過誤であるとする風潮は正しくありません。

コラム

医療ミスは思わぬ犠牲者をだす

三十代の男性が高校生のときのことを振りかえって、次のように話していました。

父親が「どうもお腹がひどく痛む、ふつうの痛さではない」ある日訴えました。そこで、近くのなじみの病院に連れていこうとしましたが、親戚のおばさんが看護師をしている病院がある、と言われ遠方のそちらの病院に行きました。父親を診察したのは、大学病院から派遣された研修医でした。その医師は、父を軽く診察してから、「風邪ですね。風邪でお腹が痛いのです」そう診断しました。母は念のため、血液検査をしてください、と頼んだのですが、その必要はありません、ということで検査はなく、風邪薬だけもらって自宅に帰されました。

帰宅したあとも、腹痛は治まるどころかよりひどくなり、その激痛で父は動けなくなってしまったのです。あわてて、近所のなじみの病院に行くと、部長の医師が緊急に診察してくださいました。診断の結果は、急性虫垂炎でした。しかも、炎症をおこした盲腸が周りの臓器にくっついてしまっているという重症でした。すぐに父は手術を受けましたが、手当てが遅れたので二カ月も入院することになりました。その間、会社から全く給与が出ない状況で、母親はまだ幼かった弟三人の面倒を見なくてはならず、疲れから病に倒れました。そして、母は七年間病に苦しんだのちに、亡くなりました。父も母の死から急速に元気をなくし、昨年亡くなってしまったのです。

　この男性が経験した医療ミスは、誤診というその場のミスのようでしたが、実際にはとりかえしのつかない家族の死までに発展したのです。

　医師の診断ミスによる病状の悪化は、単にそのときの患者の具合を悪くした、ということにとどまらず、めぐりめぐって思わぬ犠牲者を出します。一般に医療ミスというと、その患者の命だけに目が向くのですが、実際にはその患者を看病した家族の命にも影響が及びます。そして医療ミスが、最悪の場合家族の命を奪う結果になることすらあるのだ、と男性の話を聞いて思い、医療ミスの怖さを再認識しました。

4　医師の生活の質（QOL）はどうなっているか

「待ち時間が長い」、「説明が少ない」などサービスの点で問題にされている現在の医療。しかし、医師や医療従事者は一生懸命やっていると思います。それにもかかわらず、このように言われる理由のひとつに医師の過重労働があると思います。そこでこの点について現状を見てみましょう。

「日経メディカル」(二〇〇四年一月)に特集記事「医師八八七人の仕事調査 ,QOL、改善の処方箋」が組まれています。これによると大学病院の医師の仕事量の増加が目立ち、その原因として診療以外の業務の増加、とくに、会議や打ち合わせの増加、カルテ作成や紹介患者の返信などのデスクワークの増加などがあげられます。そのため、昼食の時間も少なく、休日もとれにくい状況にあることが示されています。加えて給料が安く、アルバイトなどの副収入に依存している実態が明らかにされています。

医師の過重労働については、関西医科大学の研修医の過労死が話題になりました。最近、日本胸部外科学会は八八二人の卒業後十年以内の研修医を中心とした若手医師を対象に労働時間などを調査し「四人に一人が月一〇回以上、所属病院で当直勤務、六人に一人が週五〇時間以上の超過勤務」という労働実態を報告しました。(毎日新聞 二〇〇四年一月七日付)

また、文部科学省の研究班の調査では病院で臨床研修をはじめた研修医の四人に一人が、十二カ月後にはうつ状態に陥っていることが示されました。これらの研修医はほかの医師に比べて、受け持ち患者数が多く、週の勤務時間も長かったということです。また、医師の数が少ない麻酔科医の過重労働の実態も麻酔科学会によって調査されました。それによると麻酔科医は一般の医師に比べ残業時間が長く、(一般五三時間に対し、一〇八時間)、当直回数が多く(一般二・六回に対し四・二回、緊急時の自宅待機五回)、慢性的な疲労状態になりやすいことが指摘され、過労死、医療事故の危険性の点から問題として提起されています。

一般の医師、とくに勤務医は肉体的には当直回数が多く、また最近とくに書類が多くなったことをあげるものが目立ちます。書類は診断書、紹介者への返事、入院時診療計画、退院時病歴サマリー、介護認定の書類など診療の合間に書かなければなりません。精神的には医療安全に対する注意、説明義務など、以前に比べ責任が増大したこと、医療訴訟で個人が訴えられるようになったことなどで、勤務医が労働時間のより少ない開業医に傾いていると思われます。その結果として病院から中堅の医師が抜けていくので診療レベルが低下する恐れがあります。

また、研修医の義務化で大学病院では二年間新人が入らないためや、地方に出ていた医師が大学病院に戻され代わりの医師がこないので、地方の病院では小児科などの診療科目を縮小したり、閉鎖する病院も出てきています。研修医の義務化で二〇〇四年と二〇〇五年は新しい医師が各診療科に入らないことになったために、大学病院の医師を確保する必要性から関連病院に出ていた医師を大学に戻したからです。このことで医師の名義借りや医師派遣に対する委託料などの実態も浮き彫りにされてきました。そのため地域の医師を自前で確保する制度を各自治体が考えはじめています。たとえば、岩手県では卒業後に六年間、地元で働くことを条件に医学生の学費を月二〇万円補助しています。

また、県外からの医師を地方の地域医療支援センターで雇用し専門医を養成するプログラムをはじめたところもあります。（毎日新聞 二〇〇四年三月二十三日付）

今後、国は医療費抑制のために次々と医療法を改正してくるでしょう。また書類も多くなるでしょう。病院には電子カルテが導入されてくるでしょう。その仕事はすべて医師がやらなければなりません。これらは医療そのものではなく、医療に付随した仕事です。IT化は時代の流れかもしれませんが医師が、診療の時間を削られないような形で導入してほしいと思います。ITシステムの開発途上で導入するのはITメーカーの実験台になっているだけで、時間をとられる分、医療サービスを低下させていることになります。アメリカのように医療クラークを増やしてIT化を進めるか、音声入力システムが完成するまで待つかして、医師の診療時間をこれ以上事務的なことでとらないでほしいと思います。

11章　病院を変える新しい試み

1 受付サービスの改善

(1) コンシェルジェの配置

コンシェルジェはフランス語ですが、ホテルのフロントにいるよろず相談係だと思えばよいでしょう。病院の受付の前にいて診察手続きの仕方や何科を受診したらよいかわからない患者の相談にのります。とくに、目新しいことではないかもしれませんが、この対応が病院の第一印象を決めることもありますので病院では重視しています。

(2) 患者の呼び出しにひと工夫

病院の受付や会計のとき、名前を呼ばれるのは嫌なものです。病院に来ていることは知られたくないものです。プライバシーが侵害されると感じる人も少なくないでしょう。とくに、名前を聞いただけでわかってしまう有名人は困ると思います。二〇〇五年の四月より個人情報保護法が施行されましたので、名前を呼ばれたくない人は病院にあらかじめ申し出るとよいでしょう。

アメリカのシカゴの病院では外来の係員が患者の名前などを登録したあと、順番がくるとイヤホンからの指示で患者を迎えにくるようになっていると言います。東京大学病院では患者が診察券を受付機に入れると、カード型の受信機がでてきて診察の順番がくるとメロディーと赤い光の点滅で知らせるようになっています。

診察室の前に電光掲示板を設け、患者の受診番号を表示して呼び入れる方法もあります。薬局の前はこのようになっているところが多いですが、各診療科すべてにこの方式をとりいれると相当のコストがかかります。これらのコストは診察料に含められませんので、すべて病院の経費になります。簡単な方法は番号札をとってもらい、一人の診察に何分かかるかを大体計算し、自分の順番までの時間を予測して有効に使うのがよいでしょう。その間に検査にまわるなどのところもあります。待っている間に日用品や食料品などの買い物ができれば便利ですが、病院内だけではなかなか間に合わないと思います。

（3）患者様という呼び方について

最近、病院では受付の人や看護師が患者様と呼ぶところが多くなっています。これに対し、呼ばれた人のなかには「気持ちが悪い」と言う人もいます。医療はサービス業ですが、ホテルや銀行で言うようにお客様とは言えません。「様」はあまりなりたくない立場に置かれている人に対して使う敬語ではない（NHK放送文化研究所　柴田実氏）との指摘もあります。このように「様」には違和感がある人もいるので、私は「さん」を使っています。

厚生労働省の「国立病院等における医療サービスの質に関する指針」には「医療従事者は常に患者の心を思いやり、その気持ちをくみとるとともに、患者、家族の人格を尊重し、親切かつていねいな言葉を使用する」とあります。これが守れれば、自然とていねいな言葉になるはずです。また、患者様と言うならすべての会話もそれに相応し、ていねい語になるべきですが、そこまでことば遣いができないので「様」だけが浮いてしまうとか、また、ことばだけていねいにして、内容がおろそかになるのをごまかしているなど、議論が尽きません。

(4) 待ち時間の表示

診察の順番を知らせる方法については、前述したように受信機で知らせたり、順番札で推定する方法などがあります。国立国際医療センターでは液晶パネルに次の人の診察時間と遅れの時間を航空会社のように表示しています。問題は待ち時間をできるだけ少なくすることですが、これができない状態なので、少なくとも待ち時間ぐらいは教えてほしいというのが患者の要望です。あるクリニックでは携帯電話によるインターネット接続サービスを利用して、外出先から容易に待ち時間を確認できるようにしているところもあります。

2 大病院の総合診療科

全国の主要病院の約四〇％に総合診療科ができていますが、なにをするところなのでしょう。

まだ一般には知名度が低いのでどういうときにかかる科なのかわかりにくいと思います。私の最初の理解では初診の患者を振り分ける部門だと思っていました。

もし、自分になにか症状があったとき、自分はどこの科にかかったらよいかわからないときには便利です。本来はかかりつけ医にいくのがよいのです。そこで専門的な検査、治療が必要な場合、その専門家を紹介するのがかかりつけ医の役割です。しかし、我が国では大病院志向の患者が多いので、いきなりかかりつけ医を経ないで病院にくる人が多いのです。そのため院内のかかりつけ医的存在の部門が必要と考えられ、総合診療科の必要性が出てきたのであろうと考えていました。

このような機能分担はイギリス、アメリカでは地域の家庭医（日本ではかかりつけ医）が受け持っています。この家庭医が判断し必要があると専門病院を紹介します。

そのため、我が国の総合診療科は大病院に籍を置くかかりつけ医ということになります。ここの医師は一般の病気について幅広い知識と技能をもった総合医療の専門医を目指しています。

しかし、この部門は遅れてできたため、多くの病院ではまだ初診の患者が最初にここを受診するようになっていません。この部門を専攻するようになった医師も、部門を立ち上げるために途中からこの部門に代わった人がほとんどだと思います。そのため出身母体である消化器や腎臓などの専門家としての面も持った人が多いのです。そうなると総合診療科にいながら、やはり自分の専門領域の患者を診ることも多くなり、その病院には消化器や腎臓の外来が二つできたことになりかねません。また、かかりつけ医という診療所の機能をうばってしまうので、日本医師会の言っている病院と診療所の機能分担の方針が崩れることになります。新しい試みとはいえ、大病院に患者が集中することの産物と言えないこともありません。もちろん、総合診療という一般医療を専門とする開業医は外国にもいますので、専門的教育を受けて地域で診療にあたり日本医師会のかかりつけ医の役割を果たすことになれば、大病院には必要なくなります。

この部門がどういう患者を扱うかについては、現状を考えるとその医師の置かれている立場、病院の方針によって意見が分かれると思います。

ある病院の総合診療科では多くの臓器（腎臓、肝臓、肺など）の障害を同時にもっている患者や、不定愁訴の多い患者、診断のつかない患者など心理社会的問題をかかえる患者を多く診ており、老年科や心療内科的な役割を果たしています。そのほか、救急や時間外の患者を診たり、生活保護者やアルコール中毒患者など社会的問題を抱える患者を多く診ているところもあり、病院の事情によって科の特徴も変わってしまうように思います。このままではいまも問題が解決していない老年科と同じように、専門性の問題、診療科として独立できるかの問題など、なお議論されることになるでしょう。

3　患者相談室――医師と患者の仲介者

病院では薬の飲み方、副作用などについて相談するくすり相談室や、転院、医療費補助などの相談などを受ける医療ソシアルワーカー（ＭＳＷ）がいる社会医療事業部のほかに、医療よろず相談室ともいうべき患者相談室などがあります。担当している人は病院によって違いますが、ＭＳＷや看護師や医事課の職員などです。患者には医師が説明に充分時間をとれないこともあり、充分説明がされていない、説明がよくわからないという不満があります。また、患者が大勢待っている状況や医師が忙しそうで質問する雰囲気でないことなどもあり、質問しにくいと感じると満足度が得られません。そのために二〇〇三年から大学病院や臨床研修病院に患者相談室の設置が義務づけられました。義務化された病院以外でも設置が進み、全国の主要病院の八〇％以上が開設済みであるといいます。そこではすでに述べたような不満のほか医療費に関する説明、治療の内容の説明がわかりにくいなどの相談が多くなっているようです。待ち時間が長いなどの苦情を訴える場所にもなっているると思われます。

このような状況を職業にするプロ集団も出てきました。医療コーディネーターなどと称し、医療に関する相談を自費でおこなうものです。患者の相談にのりますが有料（一時間一万五千円）です。病院への紹介状も有料です。病院に一緒に行って患者に代わって医師に質問もしてくれるそうです。医療機関の調査、紹介等もおこなっているようです。どのような専門家を集めている集団かわかりません。

医師とのコミュニケーションさえよければ自費で相談する必要はないと考えますが、一部の地域では、まだ必要性があるのだということを示しているのだと思います。

12章　患者の立場から

1 患者ウォッチング

(1) 待ち合い室の風景

その1 順番を誤解する

大学病院の内科外来に、午前十一時ころ六十代のご夫婦がやってきました。奥さんは車椅子で、見るからに弱っています。ご主人はショルダーバッグをたすきがけにして、奥さんを想いやっています。ご主人の座る席はもうありません。一時間が経過したあたりから、ご主人は何回も看護師に、まだかと尋ねています。ほかの患者はすでに何時間も待っているので、それ自体が滑稽な行動に映るのですが、そのうちにご主人は、

「うちだけが、後回しにされた。わざとだ」

怒り始め、その声が辛抱強く待っていたほかの患者の神経を逆なでしていました。ついに、その老夫婦が呼ばれ、診察室に入りました。ご主人の先生への第一声は、

「いやー。今日は予約の時間に遅れてしまって、すみませんでした」

待ち合いの患者たちが、呆れたのは言うまでもありません。

予約時間に遅れれば、順番があとになるのは、普通のことです。

自分よりもっと苦しい患者がいる、そういう想いで待つことです。診察まで自分の体調をコントロールし、神経を静めて待つ術を身につけることは、案外むずかしいことなのです。

その2 順番のルール

私が学生のとき、親戚のおじさまのお見舞いに大学病院に行きました。院内に入ると、白い壁と白い器具、そして白衣の医療スタッフが視界を覆い、日常とは違う空気に少し圧迫感を感じました。おじさまの容態が心配なのと、薬の臭いで、気分が悪くなりました。女子学生のほとんどがそうしているように、私もダイエットで痩せていたためか、病室を出ると、目の前が急に真っ暗になって、倒れそうになりました。そのとき私は、「そうだ。ここは病院だった」と気づいて、一階の内科外来にふらふらと歩いていきました。たくさんの患者が順番を待っていました。

私は外来の看護師をつかまえて、「いますぐに診ていただかないと、もうダメです」そう言いました。

看護師はびっくりして、私を診察の先生のところに連れて行ってくれました。椅子に座ると、先生が、

「ところで、どこが悪いのですか」

「気絶しそうです」

私がそう言うと、なんとその先生は、

「そんなこと言っていると、頭からバケツの水をかけるよ」

と言ったではありませんか。私があまりびっくりして黙っていると、

「ところで、あなたはなにをしているの？」

私が「大学院生です」

と小声で言うと、先生は、

「気絶するくらいの神経じゃないと、大学院の勉強なんかできないよ。アハハ」

そうおっしゃいました。その途端、私は具合がよくなったのです。

ことばのショック療法だったのか、なんなのか。医師の魔術のようなものです。もちろん、現代ではドクハラがうるさいご時世なので、この療法はだんだん無理になってきてい

ますが。

ともかく、私は大恥をかき、病院は苦しくても順番を辛抱強く待たなくてはいけないことを知ったのです。私より深刻な病気を抱えている人がどのくらいあの待ち合い室にいたでしょう。私は遅ればせながら待ち合いのルールを知ったのですが、おとなになっても、これが飲み込めないでいる患者はいます。

その3 不快な騒音

病院の待ち合いで困るのは、騒音のでるゲームで子どもたちが延々と遊んでいることです。はしゃぎまわるのは、子どもだから時に仕方ないと患者も我慢するのですが、音のでるゲームはほんとうに困ります。

とくに耳鼻咽喉科の待ち合いでこれをやられると、音がひどく反響する症状をもつ患者は苦しそうです。最近は子どもを注意しない親も珍しくなく、ましてや他人は怖がって注意できないので、改善の方法がありません。

女性のミュール（スリッパのようなつっかけ靴）も病院の廊下では、歩くたびにカチカチと不快な音がでますので、ほかの患者にとても迷惑です。このごろ一流企業では、ミュールを履いてきた学生を就職試験で落とすので、私は事前に学生にミュールで行かないように伝えています。

フローレンス・ナイチンゲールは、クリミアの天使として有名ですが、実は音のしない看護師の靴を考えだしました。ナイチンゲールは一八二〇年にイギリスの資産家の名門に生まれました。クリミア戦争が勃発すると、イギリス陸軍病院の看護師として献身しました。「ランプを持つ淑女」というのは、このとき生まれた異名です。

しかし、実際に看護師として働いたのはわずか三年で、体の弱かったナイチンゲールは人生の大半を患者として、病院のベッドで過ごしました。そのとき、患者の目で書いたのが『看護覚え書き』です。この中で、患者にとって一番苦しいのは物音である、として靴のコツコツいう音を最も不快、と位置づけています。看護師の独特の靴はこうして生まれたのです。

待ち合い室の騒音といえば、友人に付き添って、ある診療所に行ったときのことです。そこの狭い待ち合い室ではテレビがつけっぱなしになっていて、うるさくて仕方がありません。お昼の時間で、「こんな症状は実は大病の前兆である」という番組の再放送をしていました。待ち合い室に最もふさわしくない番組です。近くにいる診療所スタッフは全く気にもしていません。

番組の内容があまりにエスカレートしたので、私が音量を下げようとテレビに近づいたところ、なんとそのテレビは熱帯魚用の水槽にぴったり入っているではありませんか。そして、その水槽は蓋を閉められていて、音量を下げることも、スイッチを切ることもできないようになっているのです。

待ち合い室の患者を退屈させないように、という考えと推測されますが、設定されている音量は健康な私の耳にもうるさく、友人を待っている間ずいぶん我慢を強いられました。ましてや具合の悪い患者には、苦痛だったでしょう。よく、テレビは健康な人には面白いが、いったん病気になると騒音になる、と聞いたことがあります。病気の人が回復していって、

「テレビも見られるようになったのですよ」

こう健康のバロメータのように言うことがあります。

〈医療従事者と患者の協同作業で、待ち合いの静寂は保たれる〉。さまざまな騒音に遭遇して私が思ったことです。

その4　待ち時間を利用する

二十七歳の男性うつ病患者にとって、診察の時間を待つということは、大変苦痛をともなうと言います。胃が痛くなったり、待つというだけでもたいへんな我慢が必要なのです。時間が長くなると、なぜ医師はこんなに大勢の患者を診られるのだろう、精神科の医師は、手術や検査など、そういうことをせずに患者の話をただ聞いて、どうやって治していくのだろう、などと余計なことをあれこれ考えてしまう。考えれば考えるほど、精神科の医師は聞き上手といっても限度があるのではないか、と心配になってくる。このような状態に陥るといいます。

別の五十一歳の真面目な女性患者は、トイレも我慢してじっと待ちます。席を立ったすきに名前を呼ばれたらどうしよう、と思うからです。自分の番までゆうに一時間はある、と確信していても、そこを離れることができません。看護師にちょっとその旨伝えればよいのですが、それも遠慮します。迷惑がかかる、という思いからです。「病院に行く日には、朝から飲み物を控える」、そう緊張して言っていました。

待つとわかっているのに、気を紛らわすものを何も持たないで病院に行き、「退屈したうえ、イライラした」。こう言う男性ビジネスマンの話もよく聞きます。

このような人たちにとって、待ち時間の長さは、さらに具合を悪くさせるマイナス時間にもなり得ます。

しかし、病院や診療所の待ち時間を上手く利用する、という方法はたくさんあります。ある女性は待ち合いで偶然隣合わせになった患者と、話を始めました。

「今日は、ふだんより混んでいますね」

相手の女性も社交的な人で、

「連休の前ですからね。私は、胃の手術を二回もしたのですが、経過がよくて、待つのも大丈夫になりました」

話しかけた女性は、偶然はじめての胃の手術を控えていたのですが、同じような病気の患者と話して気が楽になったと盛んに言っていました。

こうして、ふたりの会話は待ち合いのほかの患者に、その病状を知らしめることになったのですが、ご本人たちは気にしていません。ふたりはことばを選び、落ち着いた様子で会話をすすめていたからです。病院や医師の悪口はひと言もでませんでした。私は感心してしまいました。ほかの患者の気にさわらぬよう、お互いをいたわりあうというのは、それだけで洗練された会話に思ったからです。

ふいに、待ち合いの私の隣にいた中年の女性が話しかけてきました。

「お腹が痛くて、痛くて我慢ができないのです」

「それでは、トイレにいらしたらいかがでしょう。席はとっておきますから」

と私が言うと、女性はそれから何回もトイレに行きました。

「苦しいなら、看護師さんに順番を先にしてもらうよう、頼みましょう」

そう言う私にほほえんで、「それだけで、安心しました。大丈夫です」

待ち合いは、いたわりの集団にもなるのです。偶然に同じ空間に一緒になった病人たち。その偶然を大切にするのも、意味のあることなのです。

2　待ち時間の矛盾に対処する

患者は、「長く待たされるのは、本当に嫌だ」と言います。しかし、一方で、「たくさん患者が待っているのに、医師がていねいに時間をかけて診察してくれた」とも言います。同じ患者がそう言います。ふたつの感想は、矛盾しているのです。

医師は患者の想いと同じ矛盾を抱えます。あと、ひとことふたこと、日常生活やその人の仕事について話を聞けば、それに越したことはありません。しかし、患者の渋滞も起こります。いま、目の前にいる患者と待っている患者、どちらも優先できないのが、医師の本当の心境ではないでしょうか。

解決策は三つです。

①患者が一部の大学病院、またはブランド医院に集中しないようにする。

②待ち時間中の患者の拘束を緩和する。

③患者が諦め、堪え忍ぶ。

①は非常に困難です。人口の一極集中をどうにかする、という策は永年考えられてきましたが、一向に解決されません。以前はドーナツ現象といって、人口が都心から郊外へと移りました。国の政策としても、ビジネスセンターを東京の郊外に点在させる、という方向でしたが、いまは逆に特区を設け、むしろ都心回帰に力を入れています。

この結果、都心は高層化が進み、東京自体がその重みに耐えかねて沈下するのではないか、と思うほどです。新宿や品川の駅には人があふれ、猛暑の夏には人間の限度を超えていると思う環境です。

新幹線で三十分もいけば、のどかな土地に大きな家が点在しているのにです。

日本人は、なんだか人のいるところにさらに押し寄せる習性があるようです。これを解明することも、解決することも、そう容易ではありません。

したがって、一部の病院、診療所に患者が集中するのも、日本人の習性かもしれないのです。現に、こんなに患者が待っているのだから、この先生は名医に違いない。こう思い、満足している患者もいます。

②の対策としては、患者にポケットベルを配布し、順番が近くなったら呼びだす、あるいは、番号札を配り、あとどれくらいで自分の番になるのか明確にわかるようにする、など、全国の病院では待ち時間の拘束をできるだけ緩和するような措置がとられています。患者に携帯電話を貸したり、患者の番号を聞いて呼びだすところもあります。また、病院内にスーパーを設置し、順番を電光掲示する試みもおこなっています。

③の対策は、患者が自立して自分でできる解決策を自力で考えだすことです。自分なりに工夫をして、待ち時間を有効利用してプラス、あるいはプラス・マイナスゼロにもっていくもよし。マイナスは避けたいものです。

3 診療予約のキャンセル

予約をして外来の診察を待っていたおばあさんが、
「今日は頭が痛くて仕方ないので、残念ですが帰ります」と言うと、看護師は、「それでは、お大事に」

こういう光景を目撃したことがあります。

当たり前の会話のようであって、よく考えてみると、具合が悪いので病院から家に帰るとは、おかしなやりとりではないでしょうか。お年寄りに限らず、ある程度元気でないと病院に行かれないという傾向は定着しています。私の教える男子学生は、
「以前、風邪で病院に予約をとって行ったのに、三時間半も待たされた。熱が三九・五度もあって、家で寝ているほうが楽だった。今後はひどい風邪のときは、病院に行かない」
こう断言しています。

また、別の女性は足の指を突き指して、うまく歩けないので、眼科の予約をキャンセルしたと言っています。よく考えると滑稽なことが、診療予約をキャンセルする一般的な理

由のようになっています。

大学病院では診療予約のキャンセルは連絡する必要がないところもあります。患者が現れなかったら、自動的に予約はキャンセルされるのです。具合が悪い患者は外来で待たなくてすむという医療本来の姿に、将来はなってもらいたいものです。気分がすぐれない場合、病院では看護師にその旨伝えると順番を早めてもらえます。このことを掲示してもらえると、患者は言いやすくなると思われます。

4　診療の予約：変更と再予約

大学病院では、診療予約をキャンセルするときには、連絡をしなくてもよい、というシステムのところが多くあります。それでは、再予約はどうなっているのでしょう。

ある都内の大学病院では、都合のよいときに、予約なしで再度行くことをすすめています。つまり、再予約はできないことになります。患者は予約なしでは、大変に待たされますので、ついつい病院に行くのがおっくうになってしまい、それっきりということになりかねません。

あのとき、診察をしてもらっていれば、という状況を生みやすいのがこのシステムです。非常に混雑する病院では、再予約を電話で受け付けるようにしてもらいたいと思います。少なくとも、病状の重い人、あるいは仕事が多忙でどうしても長時間待つことが不可能な人だけでも、電話で再予約ができるようになれば、サービスがよくなると思います。

病院によっては、いろいろ決まりがあるのでしょうが、残念ながら外来患者には周知されていません。待ち合い室ではいつも、

「再予約はどうしたらいいのでしょう?」

という疑問の声があがっています。

13章　今後の医療と問題点

1 厚生労働省の考える今後の医療

今後の医療については行政の考える国民医療費の立場からのものと、患者中心の医療の立場から考えるものとあります。この両者は本来一致すべきものなのですが、政治の立場からはそうばかりも言っていられないということです。

国民医療費は年々増加し、このままでいくと二〇二五年には、今年度の二・一倍となる六九兆円程度になると試算されています。高齢化が医療費のかさむ大きな理由です。高齢者医療費は現在のほぼ三倍に増え、国民医療費全体の六〇%を占めると試算されています。現在は約三八%ですので一・五倍に増えることになります。このことはこれを支える現役世代の負担が過重となることから行政的には医療費の伸びを抑制し、世代間の負担の公平を図ることが重要になってきます。しかし日本医師会では、この数字は医療費が高騰することを予測して危機感をあおっていると反論しています。一九九七年に予測した二〇〇〇年の国民医療費は三八兆円でしたが、実際は三〇・四兆円でした。

この方針は「財政制度審議会建議による二〇〇五年度予算編成の基本的考え方について」にすでに表われています。主な点をあげます。

①特定療養費の拡大：混合診療、差額ベッドなど限定的に認められている特定療養費の拡充です。

②自己負担の増大：一定金額まで医療費を全額自己負担とする制度の導入、日常生活費用（食事、ホテルコスト）に対する保険適用の見直しなどです。

③高齢者医療制度の見直し：入院医療費全般の診療報酬の包括化のみならず、外来の医療費の包括化も議員の間で検討されています。自民党の医療問題調査会では六十五歳〜七十四歳までの前期高齢者と七十五歳以上の後期高齢者に、制度を区分する考え方が示されています。給付水準は前期高齢者は八割、後期は九割との見解を示しています。

④後発薬品の積極的使用：新薬より安い特許切れの薬剤を使用することにより、医療費の削減を図ることは、多くの病院ですでにおこなわれつつあります。

⑤かかりつけ医の機能の強化、病院と診療所の機能分担：以前より言われていますが患者の病院志向は変わっていないようです。厚生労働省は、かかりつけ医を中心にして

専門的な治療をおこなう医療機関、救急病院、リハビリ医療機関、療養病床を有する医療機関、介護福祉施設などとのネットワークをつくろうと考えています。つまり医療機能を重視した診療ネットワークを考えています。今後、かかりつけ医の役割はますます大きくなります。どうしたら機能分担が効率的にできるかが問題です。たとえば、すでに述べましたが、現在でも紹介状なしで病院に行くと特定療養費として初診料とは別に料金をとられます。しかし、診療所にかかる時間、診察料と紹介状（情報提供書）等の料金を考えると、たとえ保険でも自己負担額にはあまり差がないことはすでに述べました。したがって、なるべくかかりつけ医を経由しないと負担がかかるようにシステムを変えるようにしないと病院志向は変わらないでしょう。大病院の診療報酬をかかりつけ医の報酬の一・五～二倍ぐらいにするのも一案です。しかし、この結果、大病院の患者数は大幅に減りますので、病院経営が成り立つような診療報酬体系を別につくらねばなりません。医療費全体の問題ではありますが、坂口前大臣もすでに述べているように技術料、相談、指導などに要する時間も含めて、もっと専門性を認めるような報酬をつけることが必要ではないかと思われます。

このほかに、自己負担額の上限をさらに引き上げることも考えられますが、国際的にも現在の状況が限界でしょう。

さらに、現在各専門学会を中心に作成されつつある診療ガイドライン、あるいは標準的治療指針などが、かなり影響力をもって医療費の抑制に使われる可能性があります。

医療費の三割負担はかなり受診率を抑制していると言われています。今後、さらに自己負担が増えると受診率の抑制はさらに強まるであろうと予想されます。

2 望ましい医療費抑制の方法

前述したように日本の医療は医療費抑制時代に入っています。ところが、同じ抑制政策をとっていたイギリスではこれを見直そうとしています。そのわけは、単なる医療費抑制は医療の質を下げることがわかったからです。

イギリスの医療は荒廃しているという反省があったのです。イギリスでは診察や入院までの待ち時間が長いことが以前より問題でした。医師不足の病院、地域ほど死亡率が高く、医師の多いところほど死亡率が低いという統計がだされたのを契機に、国民に医療費は安いが死亡率が高い病院と、医療費がかかるが死亡率は低い病院とどちらを選ぶかときけば、当然、後者を選ぶことになります。どのように死亡率を比較したかの問題はありますが、今後はこのようにデータに基づいて国民に選んでもらう時代になると予測されます。医療費は増加するがよい医療が得られるならそのほうがよいといっても行政のほうは直ちに応じるかどうかはわかりませんが、単に医療費を増やすということはあり得ません。増やす根拠を示して要求する時代になっていくと思います。そのためにはむだな医療費を省き必要なところに手厚く増額する政策が必要です。

我が国でも医療費抑制の影響は、たとえば医療従事者の長時間労働、過労死、小児救急医療制度の存続の危機などに表れています。これらは「安全な医療」をも妨げ医療事故の増加につながります。

ある時期、ある手術の例数が一定数に達していなければ満額の医療費を請求できないなど診療報酬を医療の質の向上に結びつけようとの意図で診療報酬の施設基準ができましたが、このエビデンスについてはなお議論されています。また、医療機能評価機構による病院評価を受けていないと、緩和ケア病棟加算が請求できないという縛りもあります。これらも病院の質を高めようとの表れだと思いますが、医療費抑制の意図がないとは言えないと思います。

3 患者中心の医療の今後

(1) 治療法は自分で選ぶ

病気の治療法について医師に相談して自分で選択したいという人が五〇%であったという報告があります(朝日新聞 二〇〇四年六月十七日付)。

日本製薬工業協会のシンクタンク『医療産業政策研究所』(東京中央区)で、全国の約千六百人を対象に意識調査がおこなわれました。その結果、治療方法について「医師の説明を受けて理解し、納得したい」という人は四三%でしたが、「自分で選択したい」という人が五〇%と上回りました。後者を選んだ人は四〇代、五〇代に多く、逆に、二〇代や六〇代以上の人では「すべて医師におまかせする」という受け身型が多数でした。このように患者が自己決定権を行使する流れが一部の世代に感じられます。

自己決定権を行使するためには、患者が医療機関を選択できる医療情報をどのように提供するかが問題となります。患者が最も望んでいる情報は施設ごとの治療成績ですが、そのための基準がすべての病気についてできていません。少なくともがんについては病期別に治療成績が出せるとよいと思います。心臓手術、脳動脈瘤の手術成績も望まれています。これらの点については「病院の選び方」（十七ページ参照）ですでに述べました。しかし、これらの情報提供の資料作成にはマンパワーと予算が必要ですが病院ではこのような情報を作成する専門の人が雇えないのが現状です。

(2) 一貫性のある入院体制

同じ医療機関のなかで急性期病棟、回復期リハビリ病棟、療養病棟、緩和病棟などの機能別の病棟を整備することが理想です。なぜなら、長期療養になる可能性の高い患者が急性期病棟に入院するとすぐに、三〇日以内に次の病院を探すように言われることはよくあります。理由は在院日数が九〇日を経過すると病院の入院基本料が大幅に減るので転院を薦められるのです。ほかの病院と言われても患者は困るわけですが、病院のＭＳＷ（医療ソシアルワーカー）の人に探してもらうことになります。

しかし、場所が遠かったり、差額費用が高かったりして困る人がかなりでてきます。それぞれの機能の違う病院どうしが連携していてもベッドが空いていないこともあり、必ず入院できるとは限りません。そこで、同じ医療機関のなかで患者の機能をみて相応しい病院や病棟に移すというように、医療と福祉が協力しあって一体となってサービスを提供できれば患者のほうも追い出されたという感じを持たないですみます。

(3) 医療事故防止システムの整備

特定機能病院では医療事故防止のために院内安全対策委員会や院内感染対策委員会が整備されていることが病院の条件になっています。それ以外の病院では外からみてもシステムのことはわかりません。そこで病院医療評価機構の認定を受ける病院が多くなりお墨付きをもらうようになったのです。病院の「㊜」マークと思ってよいでしょう。

(4) 日帰り手術

日帰り手術(デイサージャリー)が近頃、積極的におこなわれるようになってきました。手術法が進歩したことにもよりますが、いままでは入院してやっていたものをいろいろな理由から日帰り、あるいは一日くらいの入院でおこなうようになってきました。理由のひとつは、医療の効率化、在院日数の短縮という医療経済上の理由です。日帰りで帰宅してからなにかあった場合は、救急外来にくることになりますので、遠方の人や術後の疼痛や出血が心配な場合は、一晩くらい入院したほうが安心なこともあります。すべての人をその日のうちに帰宅させるわけではありません。多忙な人が多いので、退院したら翌日は会社に行けると思っている人もいます。しかし、傷が治るには、ある日数が必要です。すぐ動くと、傷のなおりが悪いこともあります。入院はしていなくとも、自宅での安静、休養が必要なことも含め、日帰り手術と言っていることを理解して、余裕をもって休暇をとることが必要です。

(5) 院内図書室の整備

患者が自分の病気について知りたいと思ったとき院内に資料があれば便利ですし、また探すのを手伝ってくれる図書室員がいればなお患者は助かります。(一般公開が進む医学図書館の調べ方は付録参照)

(6) 電子カルテ

カルテの電子化により患者と医師が情報を共有できるようになります。

しかしこの電子化には費用がかかります。また、試行的に導入するのであれば医師の負担も増え、診察時間は延長され、患者の待ち時間は増えます。そのため、電子カルテの導入率は二〇〇二年末の時点で数％で、導入予定のところを含めても三〇％程度と言われています。

また、いつものことですが、システムの標準化がされていないので病院間でネットワークを組めないという問題も残っています。厚生労働省は標準的電子カルテ推進委員会を設置し、ガイドラインの素案を作成しているところだと言っています。しかし、このような先端的技術の導入の際に、いつも標準化の問題は後回しになっています。最初に技術を開発しているのだから仕方がないのでしょう。あとで、標準化されたときには最初に導入したシステムは古くなっていて、改修にまたコストがかかることになるのが普通だと思います。

サービス面、業務の効率化、医療の質の向上に有用な点ばかり強調されていますが、一般企業と異なり導入に要したコストを医療費に上乗せできません。厚生労働省がこのシステムを普及させたいのであれば、導入の費用を援助すべきだと思います。それにしても維持費用は相当なものになるでしょうから、普及はなかなか進まないのではないかと思っています。

患者が病室に設置してある電子カルテで自分のところを見られるようになっている病院もありますが、患者もそれを見るのに多少トレーニングが必要なこと、またカルテの内容を理解するのに医師あるいは看護師の通訳が必要です。これまで患者はＩＤカードを使って本人と確認されれば、自宅や病院のパソコンから自分のカルテを見ることができるようになっていたところもありました。今後はこのシステムを利用し、第三世代携帯電話の端末画面でも見ることができるようになるようです。旅行や出張で病気になったとき、旅先の病院でもいま処方されている薬や検査結果や医師の所見がわかれば、適切な治療が受けられると期待されています。

(7) 個人情報保護法

二〇〇五年四月一日より、個人情報保護法（以下「法」と略す）が施行されました。このことによって患者の立場がどのように変わったのでしょう。

この法の三つの柱は、①利用目的の通知、②第三者提供の制限、③本人の請求に応じた情報開示です。

①利用目的の通知

病院や診療所を受診すれば、まず受付で保険証を提示してカルテをつくってもらいます。その際、患者は自分の氏名、生年月日、住所などを記載します。これらはすべて診療目的ですので、一人ひとりに利用目的を説明することはできないため、院内にこれらのことを説明したプライバシー・ポリシーという掲示を病院長の名ですることになっています。

たとえば、外来で名前を呼ばれたり、入院したときに病室に名前を出されることは、患者の取り違え防止など、業務を適切に実施するうえで必要なことですが、希望されない方はその旨、病院にお話しください。病院は個人情報が外部に漏出しないように、保管、管理をおこなうことが義務づけられています。

②第三者提供の制限

保険会社、職場、学校から患者の病状などについて病院に問い合わせてきても、従来と同様、守秘義務がありますので、本人の承諾が書面でなければ、あるいは本人が同伴でなければ情報は提供されません。

③本人の請求に応じた情報開示

今後、情報の開示は、個人がコントロールする権利がありますので、個人がこの情報は提供しないと、自分から前もって言っていただいたほうがよいのです。病院でも、個人に関する情報はカルテに限らず、処方箋、手術記録、紹介状、X線フィルムなどは開示されることになります。ただし、この件については例外もあり、また資料を見ても、患者には専門的な内容でわからないことが多いと思いますので説明が必要となります（「カルテ開示」の項、参照）。

14章　賢い患者になるために

1　おまかせしない自立した患者になるために――患者の立場から

(1) 医師と患者は対立関係にはありません

最近、医師と患者の関係は、急速に対立するもののようになってきています。医療ミスの報道が頻繁に流れ、医療の実態を告発する、という類の本が多く出版されています。ドクハラという造語がよく使われるようになり、患者は医療ミスだけではなく、医師のことば遣いの隅々にまで気にするようになってきました。

医師と患者は、対立の関係として捉えられるようになったのです。

さらに、医師の人間性に疑問をなげかけるような、医者ものドラマが話題になりました。本当は医師は権力と欲望にまみれた悪い人なのだ、というストーリーがドラマチックに描かれ、それが人々を刺激しました。

一般の人々は、対立を助長するような世の中の空気に、戸惑いを見せ始めています。

ある主婦は、このようなことを言っています。

「新聞には連日医療ミスのことがでているのですが、病院にいくと先生はみなさんとても親切なのです。医師の暴言を告発する勇気を持ちましょう、と聞きます。でも、入院している主人のために、お医者さまは夜も徹して治療にあたっているのです。大変ていねいにしていただいて、頭が下がる思いです。」

また、十八歳の女性は、

「けがをして病院に行きました。行く前に、両親から病院の先生には、ひどい医者がいるから、気をつけるように言われました。それで、覚悟して病院に行ったのですが、看護師さんは、すぐに痛くなくなるから、と勇気づけてくれるし、お医者さんは薬であっという間に私の痛みを取り除いてくださいました。両親から聞いていた病院とは、まったく違うものでした。」

不思議そうに言いました。

医師が悪者か善人か、それを判断し、場合によっては裁くのが患者である、という敵対する関係になってはいけないのです。誰でも、敵陣に乗り込むような気持ちで相手に接すれば、人間関係に亀裂が生じます。普段は穏やかな人が、医師にかかるときは相手を見定めなさい、と言われれば、ぎくしゃくするものです。医師を信頼してかかる、という姿勢自体が甘い、ということになれば、誰も安心して医療を受けられません。

仕事をするときに、相手を強盗だ、と疑って仕事になるでしょうか。

恋人を詐欺かもしれない、と疑問視して、うまくいくはずがありません。

病院の医師は悪い人かもしれない、と耳打ちされて、実際治療をしてもらったら、いい医師だった。これでは、困るのです。

医師は、病気の人の回復を願っています。いままで治せなかった病気が治せるように、情熱を傾けています。病気の人が治れば、もうその医師にかかることはなく、医師の収入源にもならなくなりますが、それでも医師は最善を尽くします。

多くの医師は病気と闘うあなたと同じ側に立っています。いままでもそうでしたし、これからもそうでしょう。闘う相手とは、医師ではなく病気です。そして、医師を疑うことから出発した医療より、医師を信頼することから出発する医療のほうが、治療効果がより大きいはずです。

友だちとの食事の席で、家族が病気で入院したときの話題がでました。Aさんが、「うちの主人は、とてもいい先生に当たったのよ」

その話が終わると、Bさんが、「うちの娘の手術をしてくださった先生もいい先生でした」。このように医師に感謝する話題は、尽きませんでした。みなさん、宝くじが当たったように、たまたまいい先生に当たった、と話をしているのを聞いて、なんだか笑いそうになりました。

大部分の先生はいい先生なのだ、と気づいたからです。

したがって、医師と患者の関係は、猜疑心あふれる緊張したものにもっていってはいけません。治療とともにより信頼関係が深まり、それがまわって相乗効果を生み出し、結果もうまくいく、というように患者はもっていかなくてはいけません。

なにより、医師はあなたの病気を治す味方である、という本来の存在意義を忘れないことです。世の中のエキセントリックな風潮に惑わされることなく信頼の心を持つことです。それが、対立関係でもおまかせでもなく、共に病気を治す協力関係によるおまかせしない医療に導いていく、という私の考えです。

(2) 患者が病院に来なくなる理由

患者は、予約をとっていても突然診察に来なくなります。理由はさまざまであると考えられます。

薬が効いて、病気が治ったという場合。転勤になって引っ越した、また病院が遠くて通い辛いという地理的な問題。医師との相性がいまひとつだ、医師を信頼できない、別の薬を出してもらいたい、あるいは、具合が非常に悪くて、別の病院に入院した。などなどです。また、仕事の約束と同様、律儀に予約を守る人もありますが、こと診療となるとなぜか仕事を優先して、行けたら行くという人も多いのです。このような実態を、病院側はきちんと把握していません。

完治したために来なくなったのと、医師あるいは医療スタッフの治療に疑問を持って来なくなったのでは、病院の評価に大きな差がでます。しかし、ここまでフォローしているところはありません。

また、来なくなった理由の申告を患者に義務づけることも容易ではありません。たとえば、医師を信頼できなくて通院を止めるときに、

「よその病院に行って、診てもらいます」

と患者はなかなか言いだしにくいものです。ここの先生と医療スタッフを信用していません、と言っているも同然だからです。しかし、「セカンド・オピニオンを聴きたいので、私の健康データをお借りできませんか。」これなら、言えるでしょう。

おかしなもので、セカンド・オピニオンという外来語は、わかりにくい、と言えばわかりにくいのですが、それがかえってことばにクッションを与え、間接的となりいいのです。少なくとも、この制度のおかげで、具合の悪い患者が病院に来なくなっても、別の医療機関で面倒をみていることがわかります。病気を放置されることは、予防を怠る以上の怖さがあります。スムーズに別の医療機関にバトンタッチされることは、国の医療費全体を考えると、よいことです。

(3) わがままな患者：治らないのはあなたの責任です

このごろは、医療機関に完璧を求める傾向が、強まっています。命と健康のことですから、大変よい傾向だと思います。社会は完全無欠の医療を求めはじめたわけです。完全無欠の医療を追求していくと、患者にも完全無欠が求められます。医療は、医療スタッフと患者の協同作業だからです。

しかし、患者の中には、いい加減な患者がいます。

○先生にお酒を止められたが、お酒を飲んだ。

○歩くなと言われたが、歩いた。

○仕事を休めと言われたが、会社に行った。

これは、患者の武勇伝です。他人は、「とんでもない」と言うどころか、「たいしたものだ」こういう評価をします。

先生の前では、神妙な顔をして、

「どうも具合がよくならないのですが」と言う患者がいます。

しかし、この患者は、与えられた薬をほとんど飲んでいません。以前は、かかりつけ医が、そういう患者の子どもを診療所に呼び出して、

「お父さんが薬を飲むように、家族で監督しないと、お父さんは死にますよ」

こうはっきり叱って、それによって、命が助かるということもありました。しかし、いまは医療者が患者に対して失礼のないことばを使うことが義務づけられているので、こう言うこともできません。

わがままな患者は野放し状態です。学級崩壊ならぬ、診療崩壊です。治療に協力的でない落ちこぼれ患者を救うにはどうしたらよいのでしょう。患者を叱ることが容易でないので、これはむずかしい課題です。そうかといって、このようなわがままな患者が、医療費を無駄遣いしているとも言え、放っておくわけにはいきません。

治りが遅くなったのは、患者の不摂生による自己責任となっている可能性があります。したがって、医療費を無駄に使っている可能性もあります。不真面目な患者が、医療費を使い込んでいる。こういう視点を社会が持つことが、よいと私は考えます。

(4) 健康なときと病気のとき：こんなに違う医療の見方

猛烈社長が、検査の結果肺がんに冒されていることがわかりました。この人は、中小の自動車部品工場経営者で、戦後は小さな町工場だったところを買い、一挙に拡大して新しい経営に挑んでいました。社員には五十代、六十代が多かったのですが、社長は四十五歳。以前は体調を崩して社員が休むと、たるんでいると叱咤激励、休みをほとんど認めない厳しさでした。社外では、やる気のある社長と評価されていましたが、社員は距離をおいていました。

肺がんはやや深刻で、何回も手術を繰り返し、会社も休みがちになりました。そのとき、社長ははじめて、「病気の辛さがよくわかった。仕事より健康や家族が大事ということもね」そう私に言いました。

このように、病気はいつ誰がなるかわかりません。

医療経済学では、このことを不確実性と呼んでいます。アメリカの経済学者ケネス・アローは一九六三年に、消費者は自分の健康状態について不確実であり、将来どれだけ医療を必要とするかについても不確実だ。また医療では、供給サイドにも不確実性は存在する、と言っています。医療サービスの特殊性のひとつです。

いろいろな人が入れ替わり立ち替わり病気になったり怪我をします。稀に八十歳を過ぎても、「たいした病気になったことは一度もない」こういう幸運な人もいます。それに対して、きちんと生活しているのに、現代の医療ではまだ完治できないむずかしい病気にかかっている人がいます。慢性的な成人病を持っている人もたくさんいます。こういう人を未病の人といいますが図6では、ふたつの輪が重なっている部分にいる人で、いわば病気と同居している人です。

たいていの人は、具合が悪くなったり、健康になったりを繰り返します。AとBの輪を行ったり来たりしているわけです。

二〇〇四年の初頭に「若者二百人アンケート」を実施しました。平均年齢二十歳の若者です。驚いたことに二百人のうち九〇%が、風邪以上の病気を体験していたことです。ラ

図6　健康な時と病気の時：こんなに違う医療の見方

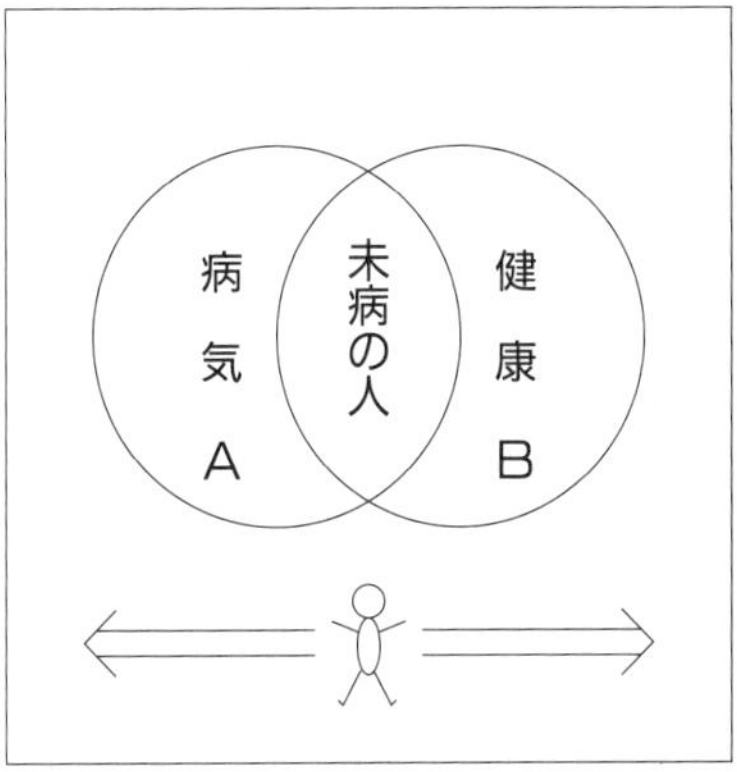

ンダムに選んだ若者ですが、植物人間になりかけた者から半身不随を体験した者、統合失調症や脳内出血など、二十年しか生きていない若者がこんなに病気にかかっているのかと、改めてびっくりしました。病院は混むはずです。

しかし、大半の人は病気のときは、医療のことを想い、治ると他人事。こういうことを繰り返します。年齢が高くなると、いつ具合が悪くなるかわからない、という想いから、常に医療に関心を持つ、というグループの人ができます。

慢性的な成人病の中には、病気ではないが健康とも言えない中間的な状態（未病）が入っている可能性があります。未病には、血圧は高いなどの検査値の異常はあるが、自覚症状はないものと、だるい、疲れやすいなどの自覚症状はあるが、検査値の異常はないものとがあります。これらの未病の人は、「栄養バランスのよい食事をとる」「適当な運動を続ける」という意識を持つと、ある程度健康を取り戻すことがあります。したがって、未病の人は、健康意識が高いか低いか、あるいは健康になる努力をおこなう意志が強いか弱いか、によって健康の輪にも入れば、病気の輪に入ることになります。いわば、未病の人は医療の意識が中間的になるのですが、一般には、健康のときは医療のことはなにも考えず、熱が出たとたん人生真っ暗、誰か助けてくれ。これが正直なところでしょう。つまり、医療に対する意識は、健康な人と病気の人では、対照的になるのです。

(5) 医療とは「自分だけは助かりたい」という特殊な需要に応えるもの

患者は、医師であるならば、専門的な研究を怠らず、さらに高度な医療を極め、必ずや自分の病気を治してくれると考えます。

俳優スティーブ・マックイーンは、五十歳のときに肺がんに冒され死亡しました。アスベストを使用したレーサー用の服からがんになったと言われています。「大脱走」や「パピョン」など主演映画が連続大ヒットし、ハリウッド俳優として成功のきわみを体験したあとでした。彼はがんを告知され、次のように言いました。

「なんてこった。僕ががんなんて、信じることはできないよ」

このひと言に、俳優として成功してきた自分への無念さが充分に感じられるではないですか。ミリオンダラーを稼ぐスーパースターであっても、がんを完治する医師にかかることはできなかったのです。

がんをめぐる医療は、当時からでは想像もできないほど、急速に変化しました。いまでは肺がんの手術による五年生存率は早期例で八〇％以上です。これによって、患者の生存に賭ける期待はますます増大し、医師に最善と完璧を求める気持ちは強まるばかりです。

医師に対するこの想いは、患者ががんにかかわらず、風邪の患者から統合失調の者、軽い怪我の患者から臓器移植を求める者まで、すべての患者にみられます。

医療は今後さらに高度化していくでしょうが、医師への過剰なる期待の連鎖はどこかで断ち切らなければなりません。いえ、断ち切るのではなく、患者の側から一方的に求めず、患者も自立して病気の回復に努めることが大切なのです。これがおまかせしない医療の時代の患者の姿ではないか、と私は思います。

(6) 患者になりうる医師と、医師になりえない患者

フジテレビのドラマ「白い巨塔」が話題となり、一般の人の医療に対する関心の深さが明らかになりました。これは四十年以上前のある特定の大学病院を舞台にした原作のリメイク版です。ドラマは迫力があり成功しましたが、原作の本筋は変えず、一部を現代的に変更してありました。本書の著者である神崎仁教授は、フジテレビの番組審議会の委員として活躍中で、マスメディアのご意見番ですが、同審議会で鋭い発言をされています。

「番組の演出やカメラワークは大変優れており、評価したいと思います。しかしながら、ひとつ問題提起をします。このドラマは四十年以上前にあった一部の大学病院の姿で、今日では回診風景といい、手術の説明の仕方といい、全く異なっています。現在の医療の現場が、あのドラマのように権力闘争と私利私欲にまみれているという印象を、この時点でさらに強く視聴者に与えるのは、いかがなものでしょうか」

全く同感です。産経新聞はこのドラマを絶賛する委員の意見に並べて、神崎教授の発言を掲載しました。

私も月刊『自由民主』の連載「いまという時代《とき》」で、このことを紹介しましたが、電力

関係にお勤めのビジネスマンから、次のような読者便りをいただきました。
「〝白い巨塔〟の視聴率が高かったのは、ドラマの内容もさることながら、一般の人々は病気になったら医者に頼らざるをえない現実があるからでしょう。そうだからこそ、医学界の有様を見せつけられ、我々視聴者は目が離せないでいたのです」

一般の人の意識には、いつか自分も必ず患者になる、という想いがあります。医師も自分が患者になることを、心のどこかで感じているでしょう。

それに対して、一般の人が将来医師になることは、ほとんどありません。人間は弱いものです。相手に完璧を求めても、自分に求めることは少ないです。医師には完全を求め、しかし、自分には完全な患者を要求しない、という構造はここに生じるではないかと私は思います。

(7) 自立した患者、おまかせ患者

エコーを撮りましょう。ということになり、中年の女性が大学病院に行きました。すい臓が悪いかもしれない、という診断からです。お腹にゼリー状のものを塗って、エコー検査が始まりました。その女性は、すい臓がどうなっているのか。なにか腫瘍があるのだろ

うか。心配で、宣告を受ける心境です。検査が始まってすぐに、

「先生、すい臓はどうでしょうか」

尋ねても、先生は画面から眼を離せない様子で、答えも曖昧です。

しばらくすると、同じところを何回も何回もこするようにして、じっと機械の画面を注視しています。

先生の返事もないし、会話もない、ということで、その女性は、きっとがんのようなものが見つかったのだわ。心配で今度は胃の痛くなる想いでした。終わると、

「それでは、来週担当医から、お話がありますから」

どうやら、エコー検査をしていたのは、医師ではないようです。しかしいま、画面で見ていたのに、その結果はなにも言わないで、改めて担当医から話をするというのだから、相当重要なことに違いない。女性はそう思いこみ、食事ものどを通らない一週間を過ごしました。そして、結果は、問題なかったのですが、あの白衣を着てエコー検査をした人は、いったいどのような資格を持った専門職の人だったのでしょうか。検査の専門家でも異常があるかないかくらい、その場で発言できないのでしょうか。このように、病院では様々な医療スタッフが働いていますが、どの人がどのような専門職であるのかは、患者にはわ

かりづらいものです。

病院によっては、医師、看護師、レントゲン検査技師、理学療法士、など職種別にユニフォームの色や形を変えているところもあります。しかし、どの色がどの職種か一般の患者には知らされておらず、名札でもわからない場合もあるのです。患者がひとめでわかるよう、ユニフォームを紹介する掲示をおこなうなどの配慮が必要と思われます。あるいは、検査の前に患者に挨拶する際、職種を伝えることが大切でしょう。

2 おまかせしない自立した患者になるために——医師の立場から

いままで述べてきたことを箇条書にまとめてみます。

①信頼できるかかりつけ医をもつこと。

もし、近くにそのような医師がいなければ、とりあえず自治体の病院（県立病院、市立病院等）や大学付属病院、民間病院にかかり、診察を受けて相談にのってもらう。

②受診の際は自分の病歴を持参する。

③病気や健康維持の情報の収集方法について知っておくこと。（ウェブサイト、インタ

ーネット、病院の図書館、大手の書店など）
④情報を持参して信頼している医師に相談すること。
⑤医師の説明に納得できないときにはセカンド・オピニオンを求めること。
⑥検査、治療の際、自分の人生目標と病気の治療によるＱＯＬの障害とのバランスを考えること。侵襲的な検査（負担になる検査）や後遺症や副作用のために日常のことができなくなる可能性のある治療を受けるかどうか決断しなければならないこともあります。日頃から自分の人生について考えるために、大病した人やがんを克服した人、がんと戦っている人の手記などを読んでおくことも参考になります。
⑦以上のことは病気の検査、治療についての説明を受けて、最終的に自分の病気の治療法を自分できめる際に役立つはずです。
⑧日頃から、健康、医療（医療制度、医療費、医師の教育、病気の知識や新しい治療法など）に関心をもつこと。自分の病気についてだけなら医師に負けない知識をもつことは可能と考えること。

などがおまかせしない自立した患者として必要な事柄です。

おわりに

今後はおまかせ医療は終焉し、自立した患者による患者自身が選択する、おまかせしない医療になると思っています。医療情報に関しても、以前は、いまほど患者側に収集の手段がありませんでした。情報が偏在していたため、患者は自分で判断しようがなく、医療側の説明を聞いて承諾せざるを得なかったのです。現在でも自分で情報を集めたり、選択肢の中から自分で治療法を決めようとしなければ状況は同じです。

しかし、時代は変わり、自己決定権が尊重されるようになりました。それを使うためには、患者も情報を集めて賢くならなければなりません。つまり自立した患者になることが必要になってきたのです。物を買うときも、色々調べてから購入するのが常識です。旅行に行くのでも、旅行社に相談してから自分でプランをたてるのが普通です。なぜ医療でそれができなかったかというと、情報の不足です。医療側は旅行社のように、患者にサポート情報を提供してこなかったからです。

これからは自分の健康は自分で管理するという時代です。病気になったら自分で治療はできませんが、治療法の説明を受けて、いくつかの選択肢があればその中から選択できる判断力を養うことです。

たとえば喉頭がんの手術を受けることによって、がんが治る率が高くても、声が出なくなってしまうのでは、手術をするかしないか考えるのが当然です。そのどちらかを選ぶために、情報と説明が必要になるのです。

しかし、どのような場合でも医療には不確実なところがあり、一〇〇％よくなると断言できないことを知っておく必要があります。この点をよく認識したうえで判断し、選択してください。

医師からよく説明を受け、質問もし、納得してひとつの選択肢を選んだら、その医師を信頼して後悔のないようにしなければなりません。別の医師なら別の意見があると思えば、セカンド・オピニオンを他の医師に求めることができます。これがインフォームド・コンセントから、さらに一歩進んでインフォームド・チョイスの考え方です。

あくまでも自分の病気については医師におまかせではなく、自分の問題、しかももっとも大切な生命に関することですから、自分で決めるようにしていただきたいものです。いままでは判断材料がなく、また、医師に対しても質問しにくい状況があり、患者も余計なことは言わず黙って医師にまかせておけば悪いようにはしないだろうというパターナリズムに基づいていました。しかし、手術は成功しても寝たきりの人生なら、短い期間でも自分のやり残したことを少しでも長くやりたいと思う人も当然いるわけです。その人の生き方は自分で決める権利があり、それが自己決定権の尊重です。選んだ結果については自己責任がありますが、それがその人の希望した選択肢だから認めようということです。

このような傾向が少しずつでてきた結果、新しい医師—患者関係が生まれつつあります。しかし、まだ医師と患者の間にはズレがあります。本書ではこの点も指摘し、両者の信頼関係をより深めるためにはどうしたらよいかについて提言し、同時に日本の医療が少しでもよくなるためにはどうしたらよいかについても述べています。

今後、わが国ではますます医療費の抑制が強まるでしょう。

医療の進歩、高齢社会のために医療費が増えるのはやむを得ないと思いますが、限られた医療費を効率よく使うためにも、自立した患者になっていただきたいというのが私どもの願いです。

本書の出版にあたり編集、校正で大変お世話になりました慶應義塾大学出版会の森脇政子氏ほか編集部の皆様に厚く御礼申し上げます。

二〇〇五年　九月吉日

著　者

参考文献

◆医療一般

池上直己、JCキャンベル『日本の医療――統制とバランス感覚』中公新書、一九九六年。

日本経済新聞社編『医療再生――ドキュメント「危機」の現場』日本経済新聞社、二〇〇三年。

真野俊樹『医療マネジメント』日本評論社、二〇〇四年。

真野俊樹編『21世紀の医療経営――非常利と効率の両立を目指して』薬事日報社、二〇〇三年。

西田在賢、ケイミン・ワング『医療経営革命』薬事日報社、二〇〇二年。

鈴木　厚『日本の医療に未来はあるか――間違いだらけの医療制度改革』ちくま新書、二〇〇三年。

鎌田　実『病院なんか嫌いだ――「良医」にめぐりあうための10箇条』集英社新書、二〇〇三年。

土屋繁裕『ストップ・ザ・ドクハラ――医者のハラスメントに患者はどうすべきか』扶桑社、二〇〇三年。

瀬戸山元一『ホントに患者さん中心にしたら病院はこうなった』医療タイムス社、二〇〇〇年。

河野圭子『病院の内側からみたアメリカの医療システム』新興医学出版社、二〇〇三年。

川渕孝一『医療保険改革と日本の選択――ヘルスケア・リフォームの処方せん』薬事日報社、一九九七年。

川淵孝一『医療改革──痛みを感じない制度設計を』東洋経済新報社、二〇〇二年。

長野拓也編『21世紀医療への処方箋──元厚生政務次官が厚生官僚の本音に迫る！』ぎょうせい、二〇〇一年。

保阪正康『医療崩壊──私たちの命は大丈夫か』講談社、二〇〇一年。

今井　澄『理想の医療を語れますか』東洋経済新報社、二〇〇二年。

二木　立『医療改革と病院──幻想の「抜本改革」から着実な部分改革へ』勁草書房、二〇〇四年。

永田勝太郎『新しい医療とは何か』ＮＨＫブックス、一九九七年。

近藤克則『医療費抑制の時代を越えて──イギリスの医療・福祉改革』医学書院、二〇〇四年。

◆医療情報とコミュニケーション

日本医師会『診療情報の提供に関する指針』（第2版）、二〇〇二年。

真野俊樹『賢い医者のかかり方──治療費の経済学』講談社＋α新書、二〇〇三年。

星野一正『インフォームド・コンセント──患者が納得し同意する診療』丸善、二〇〇三年。

吉田　聡、三上八郎編「セカンドオピニオン」現代のエスプリＮｏ４１６、二〇〇二年。

古川俊治「日本における法の立場からみた癌告知」日医雑誌１３０：４４１─４４４、二〇〇三年。

木村登紀「患者学のすすめ──ヒューマンケア心理学へのひとつの視点として」岡堂哲雄編『患者の心理』２６２─２７５　至文堂、二〇〇〇年。

柳田邦男『元気が出る患者学』新潮新書、二〇〇三年。

木戸幸聖『臨床におけるコミュニケーション――よりよき治療関係のために』創元社、一九八三年。

吉松和哉『医者と患者』岩波現代文庫、二〇〇一年。

永井友二郎、阿部正和編『医療とことば』中外医学社、一九九〇年。

日本医学教育学会編『期待される医師のマナー――実践をめざして』篠原出版社、一九八八年。

橋本信也「医療における心とことば」中央法規出版、一九九四年。

柳田邦男『言葉の力、生きる力』新潮社、二〇〇二年。

日野原重明監修、村上義雄編『患者になった医師からのメッセージ』自由国民社、二〇〇三年。

漆博雄編『医療経済学』東京大学出版会、一九九八年。

◆医療事故

浅井　賢『医療事故防止のリスクマネジメント100』NEW・JMPシリーズ28、日本医療企画、二〇〇二年。
森山　満『医療過誤と医療事故の予防と対策――病・医院の法的リスクマネジメント』中央経済社、二〇〇二年。
安達秀雄『医療危機管理』中央経済社、二〇〇二年。
上田智司『医療事故の知識とQ&A――くらしの法律相談(8)』法学書院、一九九七年。

コーンL、コリガンJ、ドナルドソンM編『人間は誰でも間違える——より安全な医療システムを目指して』日本評論社、二〇〇〇年。

トーマス・A・シャロン著・椿正晴訳『病院で殺される——医療ミスから身を守る方法』主婦の友社、二〇〇四年。

付録：医療に関するウェブサイト（2005年8月現在）

セカンドオピニオン・ネットワーク　http://www.2-opinion.net/
国立がんセンター　http://www.ncc.go.jp/jp/
くすりのしおり　http://www.rad-ar.or.jp/siori/index.shtml
ワムネット　http://www.wam.go.jp/
　全国の医療機関を検索できます。
Minds医療情報サービス　http://minds.jcqhc.or.jp/to/index.aspx
　厚生労働省の研究班や学会などが作成した診療ガイドライン。
　糖尿病、急性心筋梗塞、くも膜下出血、脳梗塞、胃潰瘍、肺がん、脳出血など8疾患（医療者用）。喘息、くも膜下出血、脳梗塞、胃潰瘍、白内障（患者用）。
　今後の予定：白内障（医療者用）。
東邦大学医学部メディアセンター佐倉病院図書室ホームページ
　http://www.mnc.toho-u.ac.jp/mmc/sak/igakutoshokanHP.htm
　医学図書館の情報サイト。
ドクターズファイル（JAMIC MEDICAL ISLAND 内のコーナー）
　http://www.jamic-net.co.jp/general/drsfile/index.asp
けんぽれん病院情報「ぽすぴたる」　http://www.kenporen-hios.com/
健康の森　http://www.med.or.jp/forest/
　日本医師会　病気の解説やライフスタイルに関する健康の統合サイト。

〈その他便利な検索サイト〉

Google　http://www.google.co.jp/

PubMed　http://www.ncbi.nlm.nih.gov/entrez/query.fcgi?db=PubMed

GoogleとPubMedは情報検索に便利です。検索サイトを利用すると専門的な文献がわかります。主に、医師、研究者が用いるので専門的ですが、専門家に解説してもらってください。

ヨミウリ・オンライン　http://www.yomiuri.co.jp/iryou/

読売新聞に掲載された「医療ルネサンス」など。

〈花粉症関係〉

花粉症＊ナビ　http://www.kyowa.co.jp/kahun/

地域ごとの花粉飛散開始時期や毎日の飛散量の予測を掲載。

リウマチ・アレルギー情報センター　http://www.allergy.go.jp/

医療機関向け相談窓口

日本アレルギー協会　http://www.jaanet.org/

基礎知識と患者会の情報。

あつまれ！花粉症の仲間たち　http://www.geocities.co.jp/Beautycare/3309/

治療法

神崎 仁（かんざき じん）

1961年慶應義塾大学医学部卒業。1966年慶應義塾大学医学部研究科大学院（耳鼻咽喉科）修了。1987年慶應義塾大学医学部教授。1995年慶應義塾大学病院長。2001年慶應義塾大学名誉教授。国際医療福祉大学教授。国際医療福祉大学附属熱海病院長を経る。

現在：国際医療福祉大学熱海病院教授、日本耳鼻咽喉科学会副理事長、日本聴覚医学会顧問、日本めまい平衡医学会参与、日本耳科学会参与、日本聴神経腫瘍研究会代表、東京メニエール病カンファレンス代表。

日本耳鼻咽喉科学会総会会長、日本聴覚医学会理事長・総会会長、国際聴覚医学会会長、日本めまい平衡医学会理事・総会会長、日本耳科学会理事・総会会長などを歴任。

専門領域：耳科学、神経耳科学、聴神経腫瘍、突発性難聴、ステロイド依存症難聴、メニエール病、顔面神経麻痺、耳鳴り、めまい、難聴の治療。中耳炎の聴力改善手術、耳硬化症の手術、聴神経腫瘍の手術。

著書：『めまいを治す　改訂版』（慶應義塾大学出版会）、『めまいの医学』（南山堂）、『めまいの正体』（文春新書）。

『耳鳴の克服とその指導』（金原出版）、『難聴の病理生理と診断・治療』（真興交易）『耳鳴りを治す』（慶應義塾大学出版会）ほか多数。

隈部まち子（くまべ まちこ）

ヒューマン・エコノミスト。日本歯科大学生命歯学部客員教授。2003年慶應義塾大学講師。2004年日本歯科大学非常勤講師。上智大学外国学部卒業。慶應義塾大学大学院経済学研究科修了（医療経済学）。日本テレビ「世相講談」、フジテレビ報道番組のキャスターを経て、ヒューマンな視点で、医療、エネルギー、都市開発、コミュニケーションなどを総合的に論じる国際派。現代世界の名言の収集、研究家。国土交通省審議会、国土庁審議会、建設省道路審議会、太平洋経済協力会議（PECC）、厚生省医療経済研究会、厚生省国際医療事情委員会、エネルギー情報研究会議、下水道財政委員会、世界都市博覧会、フォーラム・エネルギーを考えるなどの委員を多数歴任。著書に『トラブル・パートナー、日本vsアメリカ：奇妙なカップル』『世界を動かした名言』『全集：名言は力なり』『自分の気持ちが楽になる本』『悩みが悩みでなくなる本』以上講談社『居心地のよい国ニッポン』中央公論新社など多数。傑出した青年に贈るトイップ大賞受賞。

おまかせしない医療
——自立した患者になるために

2005年10月31日　初版第1刷発行
2018年12月25日　初版第2刷発行
著　者————神崎　仁
　　　　　　　隈部まち子
発行者————古屋　正博
発行所————慶應義塾大学出版会株式会社
　　　　　　　〒108-8346　東京都港区三田2-19-30
　　　　　　　TEL〔編集部〕03-3451-0931
　　　　　　　　　〔営業部〕03-3451-3584〈ご注文〉
　　　　　　　　　〔　〃　〕03-3451-6926
　　　　　　　FAX〔営業部〕03-3451-3122
　　　　　　　振替　00190-8-155497
　　　　　　　http://www.keio-up.co.jp/
装丁——巖谷純介
印刷・製本——中央精版印刷株式会社
カバー印刷——株式会社太平印刷社

ISBN978-4-7664-1197-3

第３巻　思春期・青年期

青少年の悩みにこたえる

編集責任：久保千春、松山敏剛、望田研吾

第1章 中高生の悩み　千石 保／米倉五郎／菅佐和子／土岐圭子／頼藤和寛　第2章 青少年の性と性教育　山田和夫／北村邦夫／藤岡淳子／入江幸子／川島令子　第3章 青少年の問題行動　河内徳子／馬場謙一／高垣忠一郎／野邑健二・本城秀次／榎本博明　第4章 少年非行　青木信人／萩原惠三／村松　励／馬殿禮子／吉開正史　第5章 思春期・青年期のカウンセリング　北村陽英／滝川一廣／末廣晃二／一ノ瀬節子／下山晴彦

第４巻　成人・老年期

健康と生き方を考える

編集責任：松岡緑・川崎晃一・丸山孝一

第1章　中高年者の健康づくりと生き方　松岡　緑／池田正春／舞弓京子／堀口雅子／井上英之　第2章　生活の中のストレスとその対処の仕方　渡辺　忠／深津千賀子／勝沼英宇／久保田浩也／佐々木雄二　第3章　生活習慣病をめぐって　森　望／中川哲也／川崎晃一／池田義雄／伊藤和枝　第4章　高齢者介護のあり方　奥川幸子／深古茶大樹・濱田秀伯／因　利恵／山崎摩耶／佐々木雄二　第5章　家族の中のジェンダー　岡本祐子／内野英幸／黒柳晴夫／中島通子／吉田則子

第５巻　障害児

障害のある人を支える

編集責任：村田豊久、針塚進

第1章　障害のある人への支援と理念　松友　了／石井哲夫／落合俊郎　第2章　障害の特性、病態論、精神病理、それに基づく治療理念　針塚　進／田中真理／松本英夫／太田昌孝　第3章　療育、治療、カウンセリングの実際　鶴　光代／大隈紘子／若松昭彦／服巻智子　第4章　生活支援、就労支援、家族支援　奇恵英／上林靖子／村岡正次／小出　進／冨安芳和　第5章　学習障害、多動性障害について　森永良子／原　仁／杉山登志郎／星野仁彦／作田　勉／小林隆児／二上哲志